Dr.R. Sundhararajan
Mr.S.G. Raman
Mrs.K. Suganya sri

Plantas tradicionais de Folkcure no sistema de medicina indiano

Dr.R. Sundhararajan
Mr.S.G. Raman
Mrs.K. Suganya sri

Plantas tradicionais de Folkcure no sistema de medicina indiano

Folclore herbáceo no sistema indiano de plantas medicinais

ScienciaScripts

Imprint

Cover image: www.ingimage.com

This book is a translation from the original published under ISBN 978-3-659-58624-8.

Publisher:
Sciencia Scripts
is a trademark of
Dodo Books Indian Ocean Ltd. and OmniScriptum S.R.L publishing group

120 High Road, East Finchley, London, N2 9ED, United Kingdom
Str. Armeneasca 28/1, office 1, Chisinau MD-2012, Republic of Moldova, Europe
Managing Directors: Ieva Konstantinova, Victoria Ursu
info@omniscriptum.com

Printed at: see last page
ISBN: 978-620-8-54286-3

ÍNDICE DE CONTEÚDOS

Folclore herbáceo no sistema indiano de plantas medicinais

Os medicamentos à base de plantas constituem uma parte significativa de todos os sistemas de saúde oficialmente reconhecidos na Índia - Ayurveda, Ioga, Unani, Siddha, Homeopatia e Naturopatia, exceto o alopático. Mais de 70% da população indiana de 1,1 mil milhões de pessoas continua a utilizar estes sistemas médicos não alopáticos. Não existe uma categoria separada de medicamentos à base de plantas ou de suplementos nutricionais, de acordo com a lei indiana relativa aos medicamentos. No entanto, existe uma ampla base de provas empíricas para muitos medicamentos naturais. Este facto proporciona enormes oportunidades para a terapêutica observacional e a farmacologia inversa. As ervas baseadas em provas são amplamente utilizadas em diversos sistemas e são fabricadas, de acordo com as diretrizes da farmacopeia, por uma indústria bem regulamentada. Em vários institutos/universidades, tem sido efectuada uma investigação básica e clínica significativa sobre plantas medicinais e suas formulações, utilizando métodos de ponta. Existem alguns bons exemplos. As plantas medicinais indianas também fornecem uma fonte rica de antioxidantes que são conhecidos por prevenir/retardar várias condições patológicas. A proteção antioxidante é observada a diferentes níveis. As plantas medicinais também contêm outros compostos benéficos como componentes de alimentos funcionais. Por conseguinte, esperamos que o conhecimento global sobre a Ayurveda e as ervas indianas seja reforçado através de informações sobre a base de provas destas plantas. Isto irá gerar lucros abundantes nos próximos anos.

A Índia tem uma utilização longa, segura e contínua de muitos medicamentos à base de plantas em sistemas de saúde alternativos oficialmente reconhecidos. Ayurveda, Ioga, Unani, Siddha, Homeopatia e Naturopatia. Estes sistemas têm existido verdadeiramente a par da alopatia e não estão numa "esfera de mistério". Milhões de indianos utilizam regularmente medicamentos à base de plantas, tais como especiarias, remédios caseiros, alimentos saudáveis, bem como medicamentos de venda livre (OTC) como auto-tratamento ou também como medicamentos prescritos em regimes não alopáticos. Mais de 500 000 médicos não alopatas são formados nas escolas de medicina (>400) dos seus sistemas de saúde e estão registados nos conselhos oficiais que controlam o profissionalismo. Por conseguinte, estes sistemas não são folclore ou práticas tradicionais à base de plantas. Os axiomas de base destes sistemas conduzem a uma estrutura lógica e sistemática da patogénese e do diagnóstico, que serve também como determinante do tratamento. Ernst Boris Chain, Prémio Nobel e criador do poderoso produto natural penicilina, escreveu um artigo inspirador intitulado "A procura de novos materiais biodinâmicos". Em 1967, escreveu: "Na China e na Índia, tem havido uma campanha em grande escala que visa o estudo sistemático das plantas medicinais tradicionalmente utilizadas nestes países na medicina popular; até agora, esta campanha não conseguiu revelar novas classes de compostos com actividades farmacológicas interessantes. No que diz respeito à investigação de medicamentos, não podemos esperar grandes surpresas do estudo dos componentes das plantas". O presente resumo refuta a infalibilidade deste laureado com o Prémio Nobel, dando exemplos das novas actividades das plantas medicinais indianas.

Praticante de medicina tradicional ou curandeiro. Pode ser definido como "uma pessoa reconhecida pela comunidade em que vive como qualificada para prestar cuidados de saúde utilizando materiais vegetais, animais e minerais. Alguns outros métodos baseiam-se em antecedentes sociais e culturais-religiosos, bem como nos conhecimentos, atitudes e crenças prevalecentes relativamente à saúde física, mental e social, à causa da doença e da deficiência na sociedade." Os curandeiros tradicionais utilizam diferentes tratamentos médicos: Composições de vários materiais naturais (animais, minerais e vegetais). Possuem vastos conhecimentos sobre a utilização de plantas e ervas para fins medicinais e alimentares. Na medicina popular ou nos estudos etnomédicos, mais do que noutros, Um método fiável envolve inquéritos de campo durante vários inquéritos de campo em áreas florestais e aldeias vizinhas, os aldeões foram consultados sobre o seu método de tratamento básico durante a doença. Depois de obterem informações, as pessoas envolvidas nos autores das práticas de cura locais tentaram comunicar com estes terapeutas através da ideia de partilharem conhecimentos recolhidos no sistema de medicina herbal da instalação, como a Ayurveda e as ervas locais utilizadas noutra comunidade vizinha. Durante o curso, para descobrir a interação à sua volta e poder aceder-lhe facilmente. Os medicamentos compostos utilizados na Ayurveda estão facilmente disponíveis na zona e são também partilhados com os terapeutas para integração ou atualização dos seus conhecimentos. Trata-se de um encontro com ervanários e especialistas neste domínio para obter informações em primeira mão. Os especialistas em fitoterapia são peritos no tratamento de várias doenças em geral e também em diferentes métodos de tratamento. Fomos consultados para obter dados em primeira mão.

As plantas medicinais indianas constituem uma fonte rica de antioxidantes. Uma revisão da literatura mostra que existem mais de 40 plantas medicinais indianas que exibem capacidades antioxidantes em diferentes níveis de proteção. As plantas medicinais que apresentam uma atividade antioxidante significativa incluem: Acacia catechu, Achyranthes aspera, Aigil marsellus (marmelo de Bengala, Bell), Aglaia roxburgiana (Briango), Allium ceiba (Cebola), Allium sativum, Aloe vera, Amomum subulatum, Andrographis paniculata, e Asparagus racemosus . Azadirachta indica, Bacopa monnieri, Bauhinia purpurea, Brassica campestris, Butea monosperma, Camellia sinensis, Capparis decidua, Capsicum annuum, Centella asiatica, Cinnamon nodosum, Commiphora mukul, Crativa norvalla, Crocus sativus, Curcuma longa A, Cymbopogan citrate, Emblica officinalis , Emilia sonchifolia, Garcinia atroviridis, Garcinia kola, Glycyrrhiza glabra, Hemidesmus indicus, Hypericum perforatum, Indigofera tenturia, Melissa officinalis, Momordica charantia, Morus alba, Muraya conigi, Nigella sativa, Ocimum sanctum, Picorrhiza A., Piper beetle, Plumbago zeylanica, Primina tomentosa, Punica granatum, Rubia cordifolia, Sesamum indicum, Sida cordifolia, Swertia decursata, Syzygium cumini, Terminalia arjuna, Terminalia bellerica, Tinospora cordifolia, Trigonella foenum-graecum, Withania somnifera e Zingiber officinalis. Existem também várias fórmulas ayurvédicas que contêm ingredientes de plantas medicinais que apresentam actividades antioxidantes. São elas Apana, Amrita Bindu, C-Phycocyanin, Syntaplus, Chaparral, Girivorti, Gigreen, Liv-52, Maharishi Formulas, Muthu Marunthu, Oftcare, P55A, Sandhika, Student Rasayana e Tamra Bhasma. A Índia é o lar de falantes de entre 453 e 780 línguas, com muitas culturas e subculturas diferentes presentes em 28 estados e 8 territórios da união. Esta diversidade reflecte-se numa complexa variação regional na utilização de medicamentos à base de plantas. Embora a Ayurveda e outros elementos da medicina popular sejam praticados a nível nacional, os povos tribais da Índia (Adivasi) utilizam plantas medicinais exclusivas para si próprios ou para a sua localização geográfica. Pelo menos 50 milhões de pessoas pertencem a comunidades Adivasi, constituindo pelo menos 427 grupos tribais (com algumas estimativas muito mais elevadas). Muitas variações regionais na utilização de plantas podem ser atribuídas à etnobotânica praticada pelos Adivasi na Índia rural. As variações locais no clima, ecologia e cultura determinam a disponibilidade e utilização de espécies de plantas medicinais.

formulações cujas actividades antioxidantes devem ser investigadas em relação às suas potenciais propriedades terapêuticas e propriedades benéficas conexas. Devem também ser incluídos ensaios mais recentes para estudar as propriedades antioxidantes das plantas medicinais ou dos seus componentes químicos. Tal contribuirá grandemente para a identificação de compostos mais eficazes com potenciais aplicações na prevenção e/ou tratamento de doenças humanas. As novas abordagens que utilizam a investigação em colaboração e a tecnologia moderna, juntamente com princípios de saúde tradicionais bem estabelecidos, produzirão ganhos significativos num futuro próximo na melhoria da saúde, especialmente entre as pessoas que não têm acesso à utilização de sistemas de medicina ocidentais mais dispendiosos.

A medicina herbal na Índia é largamente orientada pela medicina popular, tanto em práticas culturais codificadas amplamente partilhadas (Ayurveda, Siddha, Unani), como em práticas altamente locais exclusivas de tribos individuais ou grupos tribais (Adivasi). Entre 3.000 e

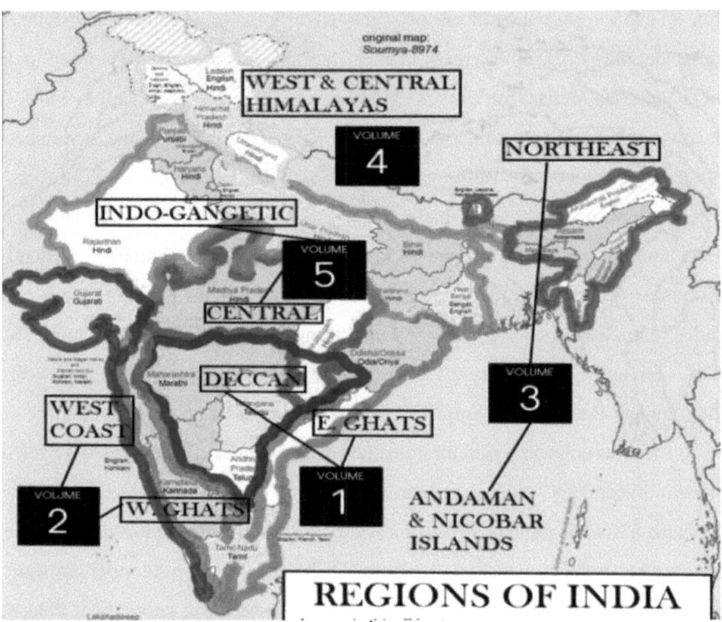

5.000 espécies de plantas medicinais crescem na Índia, com cerca de 1.000 espécies ameaçadas de extinção. Entre estas espécies, mais de 2.400 espécies de plantas foram documentadas para uso medicinal A Índia é o lar de falantes de entre 453 e 780 línguas, e os seus 28 estados e 8 territórios da união são o lar de uma grande variedade de culturas e subculturas. Os

As intrincadas variações regionais na utilização de medicamentos à base de plantas são um reflexo desta variedade. As tribos Adivasi da Índia utilizam plantas medicinais indígenas da sua região ou de fabrico próprio, mas a Ayurveda e outros aspectos da medicina popular são praticados em todo o país. Pelo menos 427 tribos tribais, compreendendo pelo menos 50 milhões de indivíduos, são comunidades Adivasi. A etnobotânica que os Adivasi praticam nas zonas rurais da Índia é responsável por uma grande parte da variação regional na utilização de plantas. A disponibilidade e a aplicação de espécies de plantas terapêuticas são determinadas pelas diferenças locais em termos de clima, ecologia e cultura.

OS GHATS ORIENTAIS

A cadeia montanhosa do Ghat Oriental tem origem no estado de Odisha e atravessa os estados de Telangana e Andhra Pradesh antes de terminar em Tamil Nadu. Os Ghats Orientais e a parte ocidental do planalto de Deccan que os acompanha compilaram plantas medicinais que são utilizadas nos sistemas de saúde tradicionais indígenas, como a Ayurveda, bem como costumes regionais específicos de tribos ou grupos tribais individuais. Apenas quarenta dos grupos étnicos ou tribais desta zona foram estudados para determinar as espécies de plantas utilizadas, mas sabe-se que 54 utilizam plantas para as suas principais necessidades médicas.

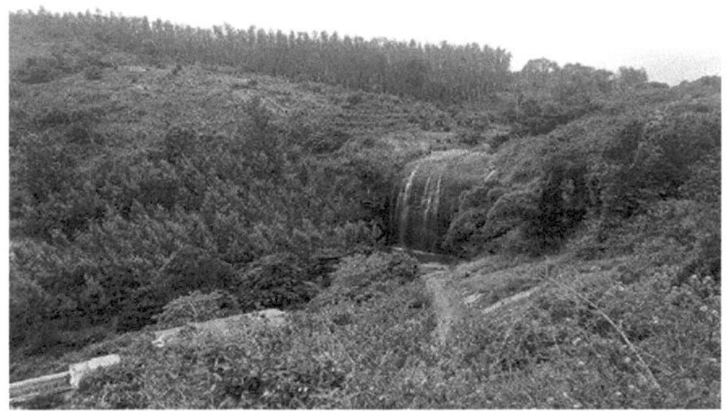

Apenas 28 espécies das 782 plantas utilizadas foram usadas por todas as comunidades tribais que foram estudadas. As utilizações mais comuns das espécies vegetais foram para doenças do estômago e da pele. A erva mais frequentemente mencionada nos estudos etnobotânicos da zona foi o abris. As folhas desta espécie são utilizadas para tratar bronquite, eczema, hepatite, doenças de pele, doenças ginecológicas e mordeduras de cobras venenosas, apesar de algumas partes da planta serem extremamente tóxicas e perigosas de consumir.

OS GHATS OCIDENTAIS:

A cadeia montanhosa do Ghat Ocidental começa no canto sudeste de Gujarat, atravessando os estados de Maharashtra, Goa, Karnataka e Kerala. A parte ocidental destas montanhas, e as regiões costeiras que as acompanham, recebem uma das mais elevadas precipitações anuais de qualquer parte da Índia. A cordilheira de Ghat Ocidental começa no canto sudeste de Gujarat, atravessando os estados de Maharashtra, Goa, Karnataka e Kerala. A parte ocidental destas montanhas, e as regiões costeiras que as acompanham, recebem uma das mais elevadas precipitações anuais de qualquer parte da Índia.

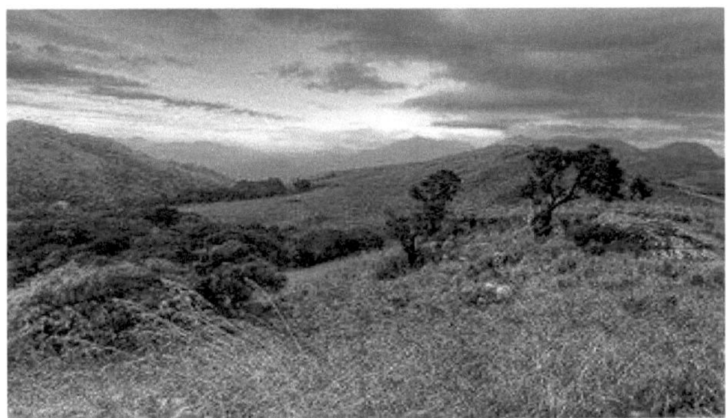

De acordo com a investigação etnobotânica, esta área alberga 2100 plantas medicinais, das quais pelo menos 1116 são utilizadas localmente.[espécies de plantas herbáceas e arbustos com alegadas qualidades anti-maláricas. Estas plantas estão divididas em 23 famílias, sendo as mais significativas as famílias da beladona (2 espécies), do café (2 espécies), das leguminosas (4 espécies) e da hortelã (3 espécies). A febre e a malária são tratadas com 104 espécies de plantas.

NORDESTE DA ÍNDIA:

O Nordeste da Índia (oficialmente Região do Nordeste, NER) é uma região complexa de oito estados indianos e 45 milhões de pessoas. A região faz fronteira com cinco países: Nepal, Butão, China (Região Autónoma do Tibete), Myanmar e Bangladesh. A NER é um dos locais com maior diversidade étnica e botânica do planeta, pelo que é difícil caraterizar amplamente a utilização de plantas medicinais nesta região.

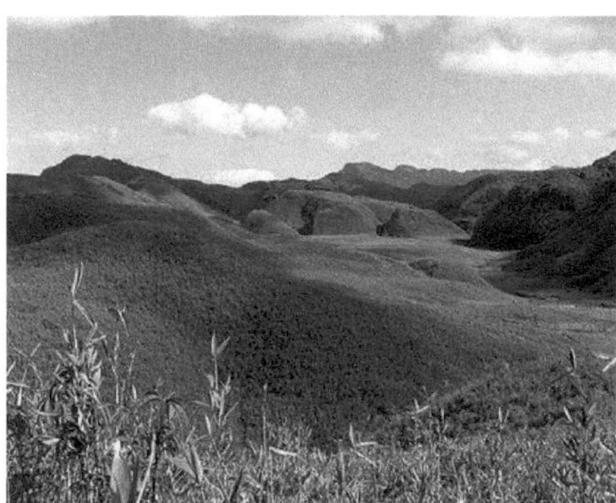

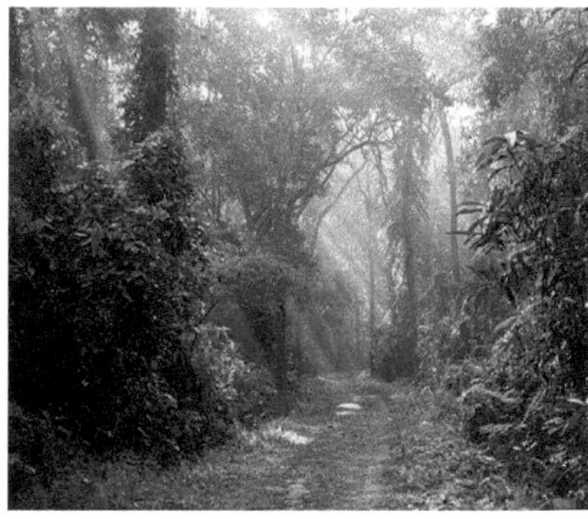

Ageratum conyzoides (flores, folhas, raízes e planta inteira) é uma das espécies mais frequentemente mencionadas nos inquéritos. É utilizada para curar doenças do fígado, artrite, febre, diarreia, infecções por helmintos e dores de garganta. A investigação demonstrou que esta planta provoca cancro. A Callicarpa arborea é outra planta frequentemente mencionada nos inquéritos etnobotânicos; é utilizada para curar leucorreia, doenças de pele e picadas de escorpião

NOROESTE DA ÍNDIA:

A região dos Himalaias Ocidentais é constituída pelos estados de Himachal Pradesh e Uttarakhand e pelos territórios da união de Jammu e Caxemira e Ladakh. Uma revisão encontrou 109 famílias diferentes de plantas medicinais no antigo estado de Jammu e Caxemira.

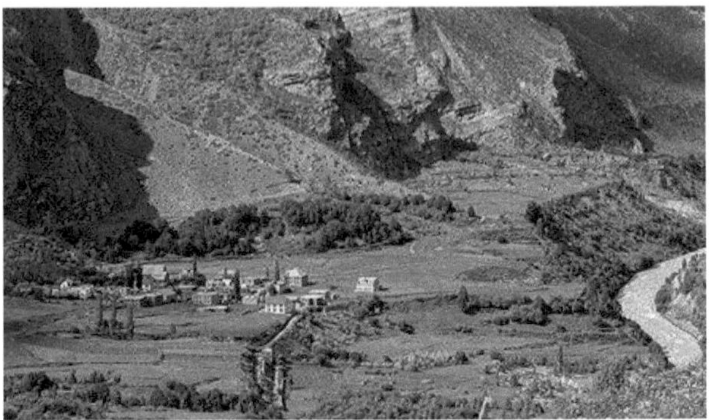

Terminalia chebula, Terminalia bellirica, Emblica officinalis, Glycyrrhiza glabra (alcaçuz), Justicia adhatoda, Withania somnifera e Cyperus rotundus são as plantas desta zona mais utilizadas em fórmulas medicinais. A pimenta preta, ou frutos de Piper nigrum, é frequentemente utilizada para tratar a tosse e as constipações. A planta férula e os seus frutos, conhecidos como ajwain, são frequentemente utilizados para tratar problemas gastrointestinais e, em certas situações, a tosse convulsa.

1. Allium Sativum

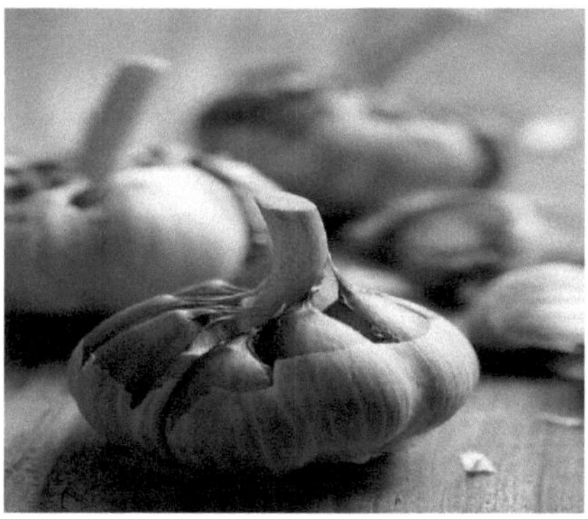

- Sinónimos: Allium Sativum, Alho, Allium sativum L.

- Nome genérico: Allium

- Fonte biológica: Bolbos e folhas da planta do alho

- Família: Amaryllidaceae (anteriormente Alliaceae)

- Parte da planta utilizada: Bolbos, folhas, óleo, extrato

- Constituintes químicos:

    - Compostos organosulfurados (por exemplo, alicina, dissulfureto de dialilo)

    - Vitaminas (por exemplo, vitamina C, vitamina B6)

    - Minerais (por exemplo, potássio, magnésio)

    - Aminoácidos (por exemplo, arginina)

- Ação farmacológica:

    - Imunomoduladores

    - Anti-inflamatório

    - Antioxidante

    - Anticancerígeno

    - Proteção cardiovascular

    - Antimicrobiano

- Utilizado como agente anticancerígeno: Sim, o Allium Sativum foi estudado pelas suas potenciais propriedades anticancerígenas. Os extractos de alho mostraram:

- Inibição do crescimento e da proliferação das células cancerosas

- Indução da apoptose (morte celular) nas células cancerígenas

- Reforço das respostas imunológicas contra as células cancerígenas

2. **Actinidia chinensis .**

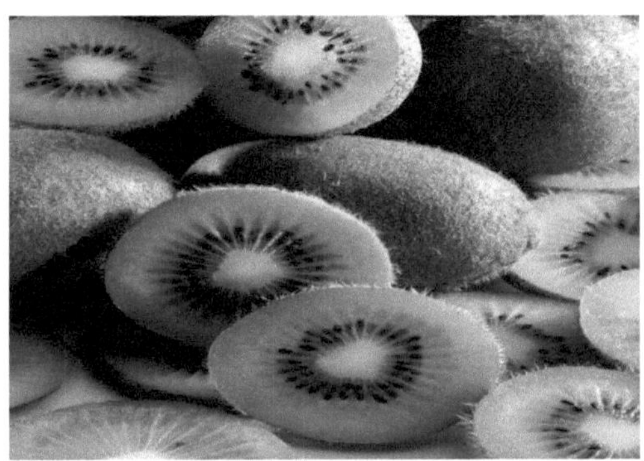

- Sinónimos: Actinidia chinensis, Actinidia deliciosa, Kiwis

- Nome genérico: Actinidia

- Fonte biológica: Frutos, folhas e raízes da planta do kiwi

- Família: Actinidiaceae

- Parte da planta utilizada: Frutos, folhas, raízes, extrato

- Constituintes químicos:

  - Vitaminas (por exemplo, vitamina C, vitamina K)

  - Minerais (por exemplo, potássio, magnésio)

  - Polifenóis (por exemplo, flavonóides, ácidos fenólicos)

  - Hidratos de carbono (por exemplo, inulina)

  - Proteínas (por exemplo, actinidaína)

- Ação farmacológica:

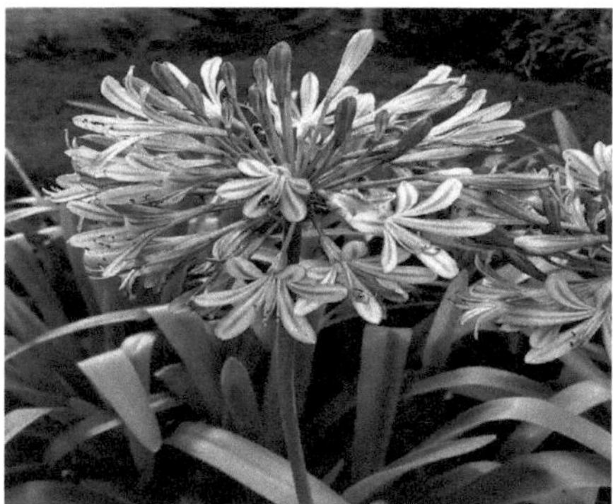

- Imunomoduladores
- Anti-inflamatório
- Antioxidante
- Anticancerígeno
- Proteção cardiovascular
- Anti-diabético

- Utilizada como agente anticancerígeno: Sim, a Actinidia chinensis foi estudada pelas suas potenciais propriedades anticancerígenas. Os extractos de kiwis mostraram:

- Inibição do crescimento e da proliferação das células cancerosas
- Indução da apoptose (morte celular) nas células cancerígenas
- Reforço das respostas imunológicas contra as células cancerígenas

3. Agapanthus africanus.

- Sinónimos: Agapanthus africanus, Agapanthus umbellatus, lírio africano
- Nome genérico: Agapanthus
- Fonte biológica: Bolbos e folhas da planta lírio africano
- Família: Amaryllidaceae
- Parte da planta utilizada: Bolbos, folhas, extrato

- Constituintes químicos:

  - Alcalóides (por exemplo, licorina, galantamina)

  - Glicosídeos (por exemplo, agapantosídeo)

  - Saponinas

  - Flavonóides (por exemplo, kaempferol)

  - Ácidos fenólicos (por exemplo, ácido cafeico)

- Ação farmacológica:

  - Imunomoduladores

  - Anti-inflamatório

  - Antioxidante

  - Anticancerígeno

  - Proteção cardiovascular

  - Antimicrobiano

- Utilizado como agente anticancerígeno: Sim, o Agapanthus africanus foi estudado pelas suas potenciais propriedades anticancerígenas. Os extractos da planta mostraram:

  - Inibição do crescimento e da proliferação das células cancerosas

  - Indução da apoptose (morte celular) nas células cancerígenas

  - Reforço das respostas imunológicas contra as células cancerígenas.

4. Betulia Utilis

- Sinónimos: Betula utilis, Betula jacquemontii, Bétula dos Himalaias

- Nome genérico: Betula

- Fonte biológica: Casca, folhas e sementes da planta Bétula dos Himalaias

- Família: Betulaceae

- Parte da planta utilizada: Casca, folhas, sementes, extrato

- Constituintes químicos:

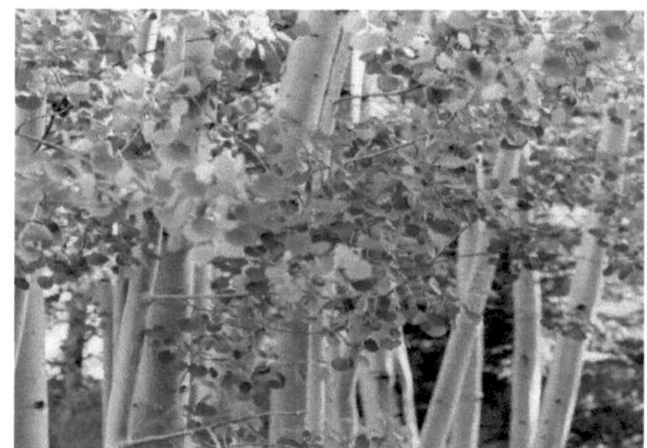

  - Ácido betulínico
  - Lupeol
  - Betulina
  - Flavonóides (por exemplo, quercetina)
  - Ácidos fenólicos (por exemplo, ácido ferúlico)

- Ação farmacológica:

  - Imunomoduladores
  - Anti-inflamatório
  - Antioxidante
  - Anticancerígeno
  - Proteção cardiovascular
  - Antimicrobiano

- Utilizada como agente anticancerígeno: Sim, a Betula utilis foi estudada pelas suas potenciais propriedades anticancerígenas. Os extractos da planta mostraram:

- Inibição do crescimento e da proliferação das células cancerosas
- Indução da apoptose (morte celular) nas células cancerígenas
- Reforço das respostas imunológicas contra as células cancerígenas

5. **Camellia sinensis**

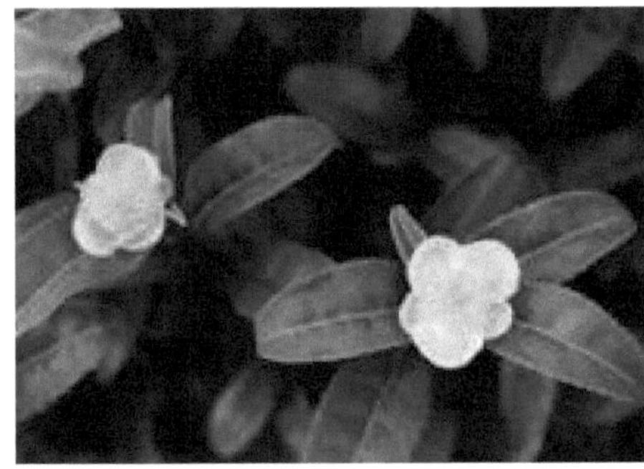

- Sinónimos: Camellia sinensis, Camellia thea, Chá verde
- Nome genérico: Camellia
- Fonte biológica: Folhas e rebentos jovens da planta do chá verde
- Família: Theaceae
- Parte da planta utilizada: Folhas, rebentos jovens, extrato

- Catequinas (por exemplo, galato de epigalocatequina, EGCG)
- Flavonóides (por exemplo, quercetina, kaempferol)
- Ácidos fenólicos (por exemplo, ácido gálico, ácido cafeico)
- Aminoácidos (por exemplo, L-teanina)
- Vitaminas (por exemplo, vitamina C, vitamina E)

- Ação farmacológica:

- Imunomoduladores

- Anti-inflamatório

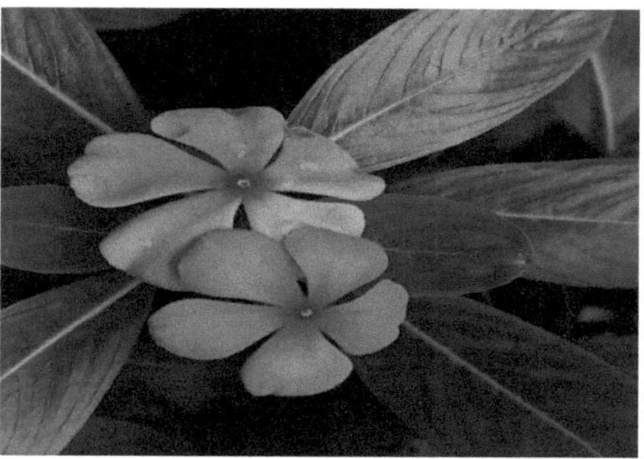

- Antioxidante

- Anticancerígeno

- Proteção cardiovascular

- Neuroprotector

- Utilizada como agente anticancerígeno: Sim, a Camellia sinensis foi estudada pelas suas potenciais propriedades anticancerígenas. Os extractos de chá verde demonstraram:

- Inibição do crescimento e da proliferação das células cancerosas

- Indução da apoptose (morte celular) nas células cancerígenas

- Reforço das respostas imunológicas contra as células cancerígenas

6. Catharanthus roseus .

- Sinónimos: Catharanthus roseus, Vinca rosea, Caramujo de Madagáscar

- Nome genérico: Catharanthus

- Fonte biológica: Folhas, raízes e caules da planta "Madagascar Periwinkle

- Família: Apocynaceae

- Parte da planta utilizada: Folhas, raízes, caules, extrato

- Constituintes químicos:

- Alcalóides (por exemplo, vincristina, vinblastina)

- Glicosídeos (por exemplo, catarantósido)

- Ácidos fenólicos (por exemplo, ácido ferúlico)

- Flavonóides (por exemplo, quercetina)

- Ação farmacológica:

  - Imunomoduladores

  - Anti-inflamatório

  - Antioxidante

  - Anticancerígeno

  - Proteção cardiovascular

  - Neuroprotector

- Utilizado como agente anticancerígeno: Sim, a Catharanthus roseus foi estudada pelas suas potenciais propriedades anticancerígenas. Os extractos de plantas mostraram:

  - Inibição do crescimento e da proliferação das células cancerosas

  - Indução da apoptose (morte celular) nas células cancerígenas

  - Reforço das respostas imunológicas contra as células cancerígenas

7. Colchicum luteum

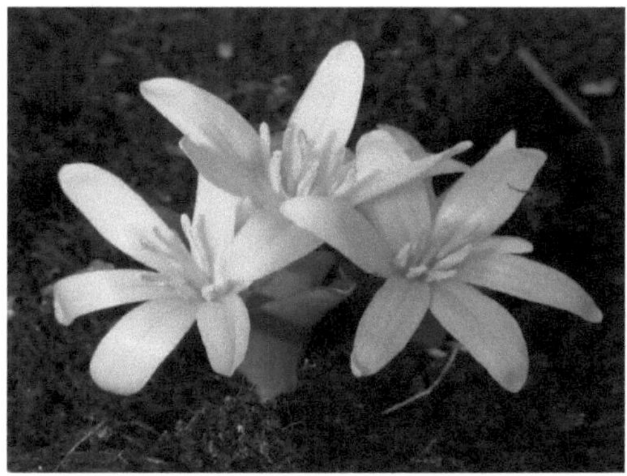

- Sinónimos: Colchicum luteum, Colchicum autumnale, Açafrão amarelo de outono

- Nome genérico: Colchicum

- Fonte biológica: Corms (caules subterrâneos) da planta Yellow Autumn Crocus

- Família: Colchicaceae

- Parte da planta utilizada: Cormos, extrato

- Constituintes químicos:

  - Alcalóides (por exemplo, colchicina, colchicosídeo)

  - Glicosídeos (por exemplo, colchicinosídeo)

  - Ácidos fenólicos (por exemplo, ácido ferúlico)

- Ação farmacológica:

  - Imunomoduladores

  - Anti-inflamatório

  - Antioxidante

  - Anticancerígeno

- Proteção cardiovascular

- Utilizado como agente anticancerígeno: Sim, o Colchicum luteum foi estudado pelas suas potenciais propriedades anticancerígenas. Os extractos da planta mostraram:

- Inibição do crescimento e da proliferação das células cancerosas

- Indução da apoptose (morte celular) nas células cancerígenas

- Reforço das respostas imunológicas contra as células cancerígenas

8. Echinacea angustifolia

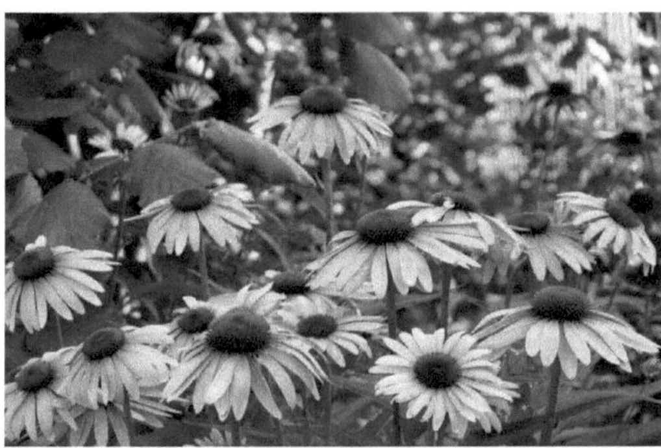

- Sinónimos: Echinacea angustifolia, Echinacea pallida, Flor-de-cone roxa de folhas estreitas

- Nome genérico: Echinacea

- Fonte biológica: Raízes e partes aéreas da planta Coneflower púrpura de folhas estreitas

- Família: Asteraceae

- Parte da planta utilizada: Raízes, partes aéreas, extrato

- Constituintes químicos:

  - Alcalóides (por exemplo, equinacosídeo)

  - Glicosídeos (por exemplo, colofónia, equinaceína)

  - Ácidos fenólicos (por exemplo, ácido cicórico, ácido caftárico)

  - Flavonóides (por exemplo, quercetina, kaempferol)

- Ação farmacológica:

  - Imunomoduladores

  - Anti-inflamatório

  - Antioxidante

- Anticancerígeno

- Proteção cardiovascular

- Utilizada como agente anticancerígeno: Sim, a Echinacea angustifolia foi estudada pelas suas potenciais propriedades anticancerígenas. Os extractos da planta mostraram:

- Inibição do crescimento e da proliferação das células cancerosas

- Indução da apoptose (morte celular) nas células cancerígenas

- Reforço das respostas imunológicas contra as células cancerígenas

9. Daucus carota

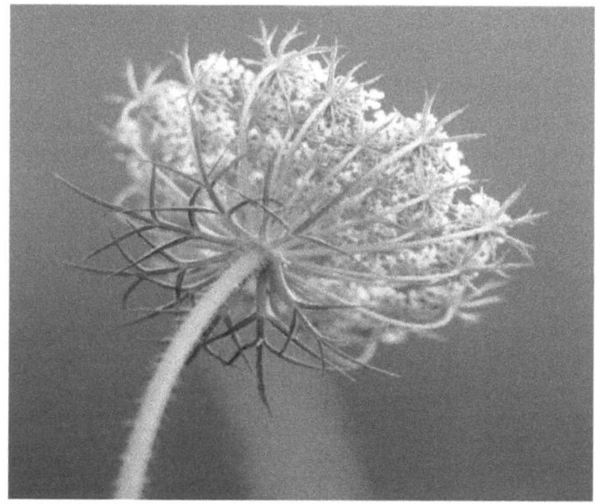

- Sinónimos: Daucus carota, Cenoura, Cenoura selvagem

- Nome genérico: Daucus

- Fonte biológica: Raízes, sementes e partes aéreas da planta da cenoura

- Família: Apiaceae

- Parte da planta utilizada: Raízes, sementes, partes aéreas, extrato

- Constituintes químicos:

- Carotenóides (por exemplo, beta-caroteno, luteína)

- Óleos voláteis (por exemplo, carotol, daucol)

- Flavonóides (por exemplo, quercetina, kaempferol)

- Poliacetilenos (por exemplo, falcarinol, falcarindiol)

- Ação farmacológica:

  - Imunomoduladores
  - Anti-inflamatório
  - Antioxidante
  - Anticancerígeno
  - Proteção cardiovascular

- Utilizado como agente anticancerígeno: Sim, a Daucus carota foi estudada pelas suas potenciais propriedades anticancerígenas. Os extractos de plantas mostraram:

  - Inibição do crescimento e da proliferação das células cancerosas
  - Indução da apoptose (morte celular) nas células cancerígenas
  - Reforço das respostas imunológicas contra as células cancerígenas

10. Ginkgo biloba

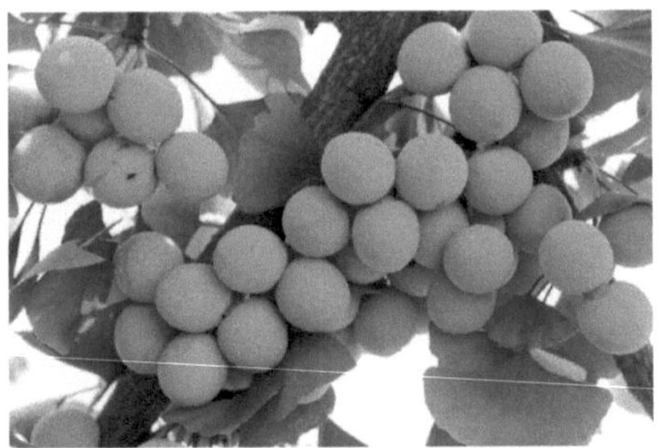

- Sinónimos: Ginkgo biloba, Árvore de Maidenhair, Árvore Fóssil

- Nome genérico: Ginkgo

- Fonte biológica: Folhas da planta Ginkgo biloba

- Família: Ginkgoaceae

- Parte da planta utilizada: Folhas, extrato

In- Constituintes químicos:

  - Flavonóides (por exemplo, quercetina, kaempferol)

- Terpenóides (por exemplo, ginkgolides, bilobalide)

- Alcalóides (por exemplo, ginkgoína)

- Ácidos fenólicos (por exemplo, ácido ferúlico)

- Ação farmacológica:

- Imunomoduladores

- Anti-inflamatório

- Antioxidante

- Anticancerígeno

- Proteção cardiovascular

- Neuroprotector

- Utilizado como agente anticancerígeno: Sim, o Ginkgo biloba foi estudado pelas suas potenciais propriedades anticancerígenas. Os extractos da planta mostraram:

- Inibição do crescimento e da proliferação das células cancerosas

- Indução da apoptose (morte celular) nas células cancerígenas

- Reforço das respostas imunológicas contra as células cancerígenas

11. Glycine max.

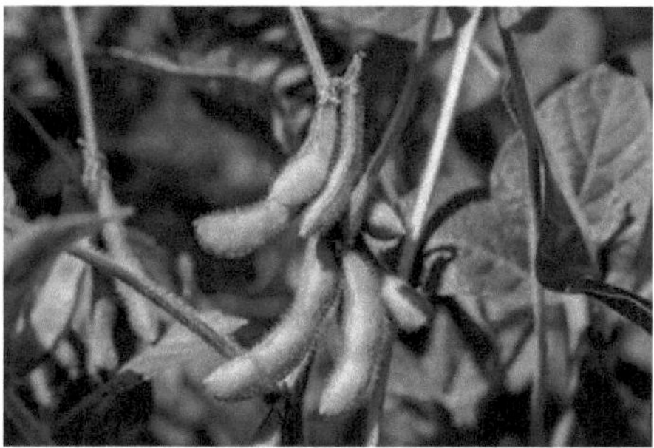

shutterstock.com · 1952272339

- Sinónimos: Glycine max, Soja, Feijão de soja

- Nome genérico: Glycine

- Fonte biológica: Sementes, folhas e raízes da planta da soja

- Família: Fabaceae

- Parte da planta utilizada: Sementes, folhas, raízes, extrato

- Constituintes químicos:

  - Isoflavonas (por exemplo, genisteína, daidzeína)

  - Saponinas (por exemplo, saponina de soja)

  - Ácidos fenólicos (por exemplo, ácido ferúlico)

  - Fitoesteróis (por exemplo, beta-sitosterol)

- Ação farmacológica:

  - Imunomoduladores

  - Anti-inflamatório

  - Antioxidante

  - Anticancerígeno

  - Proteção cardiovascular

- Utilizada como agente anticancerígeno: Sim, a Glycine max foi estudada pelas suas potenciais propriedades anticancerígenas. Os extractos de plantas mostraram:

  - Inibição do crescimento e da proliferação das células cancerosas

  - Indução da apoptose (morte celular) nas células cancerígenas

  - Reforço das respostas imunológicas contra as células cancerígenas

12. Glycyrrhiza glabra

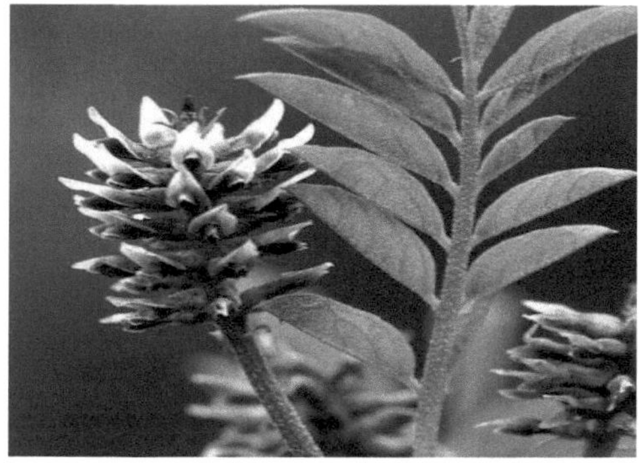

- Sinónimos: Glycyrrhiza glabra, Alcaçuz, Raiz Doce
- Nome genérico: Glycyrrhiza
- Fonte biológica: Raízes e rizomas da planta do alcaçuz
- Família: Fabaceae
- Parte da planta utilizada: Raízes, rizomas, extrato
- Constituintes químicos:
  - Triterpenóides (por exemplo, glicirrizina, ácido glicirrético)
  - Flavonóides (por exemplo, liquiritina, isoliquiritina)
  - Ácidos fenólicos (por exemplo, ácido ferúlico)
  - Saponinas (por exemplo, glicirrizina)
- Ação farmacológica:
  - Imunomoduladores
  - Anti-inflamatório
  - Antioxidante
  - Anticancerígeno
  - Proteção cardiovascular

- Utilizada como agente anticancerígeno: Sim, a Glycyrrhiza glabra foi estudada pelas suas potenciais propriedades anticancerígenas. Os extractos da planta mostraram:

- Inibição do crescimento e da proliferação das células cancerosas

- Indução da apoptose (morte celular) nas células cancerígenas

- Reforço das respostas imunológicas contra as células cancerígenas

13. Lentinus edodes

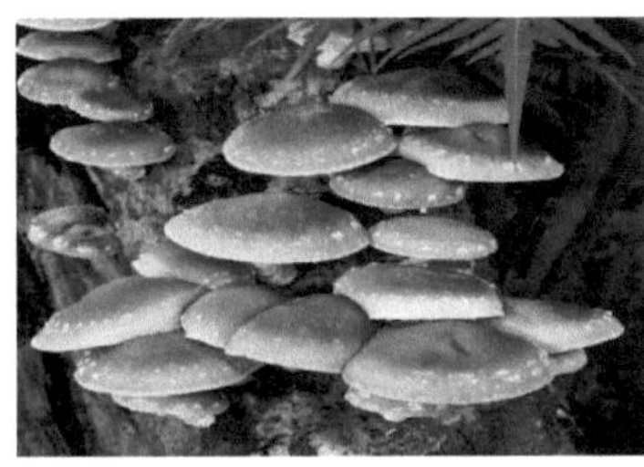

- Sinónimos: Lentinus edodes, Cogumelo Shiitake, Cogumelo da Floresta Negra

- Nome genérico: Lentinus

- Fonte biológica: Corpos de frutificação do cogumelo Shiitake

- Família: Polyporaceae

- Parte da planta utilizada: Corpos de frutificação, extrato

- Constituintes químicos:

  - Polissacáridos (por exemplo, lentinano, beta-glucano)

  - Compostos fenólicos (por exemplo, ácido lentinólico)

  - Terpenóides (por exemplo, lentinona)

  - Aminoácidos (por exemplo, ergotioneína)

- Ação farmacológica:

  - Imunomoduladores

  - Anti-inflamatório

  - Antioxidante

  - Anticancerígeno

- Proteção cardiovascular

- Utilizado como agente anticancerígeno: Sim, o Lentinus edodes foi estudado pelas suas potenciais propriedades anticancerígenas. Os extractos do fungo mostraram:

- Inibição do crescimento e da proliferação das células cancerosas

- Indução da apoptose (morte celular) nas células cancerígenas

- Reforço das respostas imunológicas contra as células cancerígenas

14. Linum usitatissimum

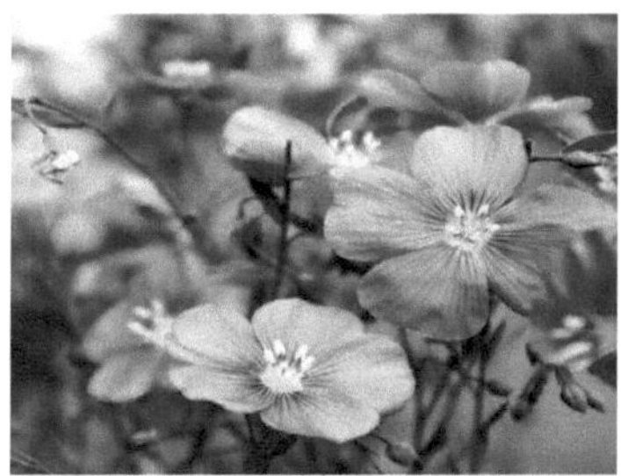

- Sinónimos: Linum usitatissimum, Linhaça, Semente de Linho

- Nome genérico: Linum

- Fonte biológica: Sementes da planta de linhaça

- Família: Linaceae

- Parte da planta utilizada: Sementes, óleo, extrato

- Constituintes químicos:

- Ácido alfa-linolénico (ALA)

- Ácido linoleico

- Ácido oleico

- Lignanos (por exemplo, secoisolariciresinol)

- Fibra

- Ação farmacológica:

- Imunomoduladores

- Anti-inflamatório

- Antioxidante

- Anticancerígeno

- Proteção cardiovascular

- Utilizado como agente anticancerígeno: Sim, o Linum usitatissimum foi estudado pelas suas potenciais propriedades anticancerígenas. Os extractos de sementes mostraram:

- Inibição do crescimento e da proliferação das células cancerosas

- Indução da apoptose (morte celular) nas células cancerígenas

- Reforço das respostas imunológicas contra as células cancerígenas

15. Espécies de Mentha

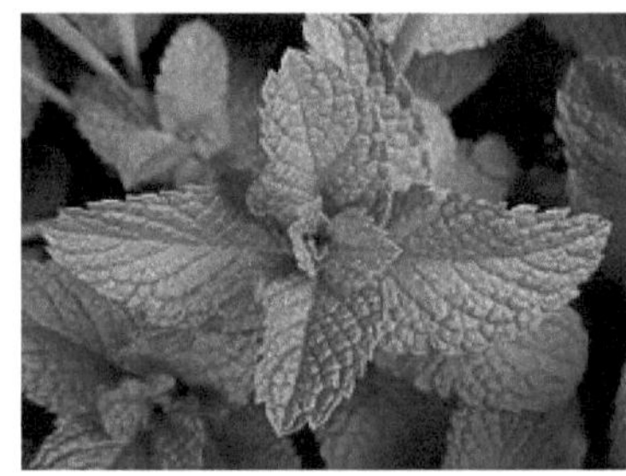

- Sinónimos: Mentha species, Hortelã, Hortelã-pimenta, Hortelã-laranja

- Nome genérico: Mentha

- Fonte biológica: Folhas, óleo essencial e extractos de espécies de Mentha

- Família: Lamiaceae

- Parte da planta utilizada: Folhas, óleo essencial, extractos

- Constituintes químicos:

- Óleos voláteis (por exemplo, mentol, mentona, limoneno)

- Flavonóides (por exemplo, luteolina, apigenina)

- Ácidos fenólicos (por exemplo, ácido rosmarínico)

- Terpenóides (por exemplo, mentofurano)

- Ação farmacológica:

    - Imunomoduladores
    - Anti-inflamatório
    - Antioxidante
    - Anticancerígeno
    - Proteção gastrointestinal

- Utilizado como agente anticancerígeno: Sim, as espécies de Mentha foram estudadas pelas suas potenciais propriedades anticancerígenas. Os extractos de plantas mostraram:

    - Inibição do crescimento e da proliferação das células cancerosas
    - Indução da apoptose (morte celular) nas células cancerígenas
    - Reforço das respostas imunológicas contra as células cancerígenas

16. Ochrosia elliptica

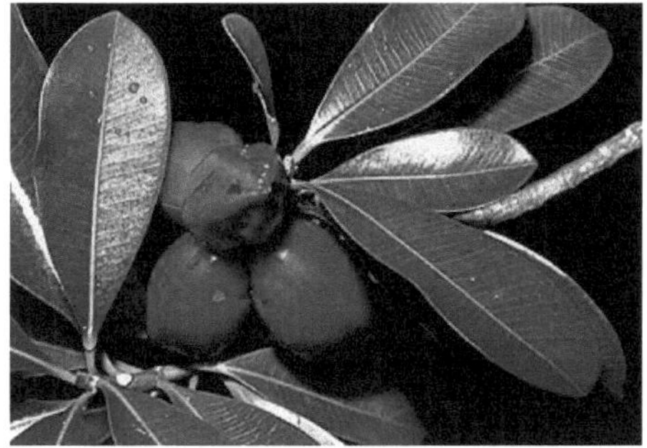

- Sinónimos: Ochrosia elliptica, Ochrosia elíptica, Kopsia elliptica
- Nome genérico: Ochrosia
- Fonte biológica: Folhas, casca e raízes da planta Ochrosia elíptica
- Família: Apocynaceae
- Parte da planta utilizada: Folhas, casca, raízes, extrato
- Constituintes químicos:

- Alcalóides (por exemplo, ochrosina, elipticina)

- Glicosídeos (por exemplo, ochrosidglycoside)

- Ácidos fenólicos (por exemplo, ácido ferúlico)

- Terpenóides (por exemplo, ochrosol)

- Ação farmacológica:

  - Imunomoduladores

  - Anti-inflamatório

  - Antioxidante

  - Anticancerígeno

  - Proteção cardiovascular

- Utilizada como agente anticancerígeno: Sim, a Ochrosia elliptica foi estudada pelas suas potenciais propriedades anticancerígenas. Os extractos de plantas mostraram:

  - Inibição do crescimento e da proliferação das células cancerosas

  - Indução da apoptose (morte celular) nas células cancerígenas

  - Reforço das respostas imunológicas contra as células cancerígenas

17. Panax ginseng

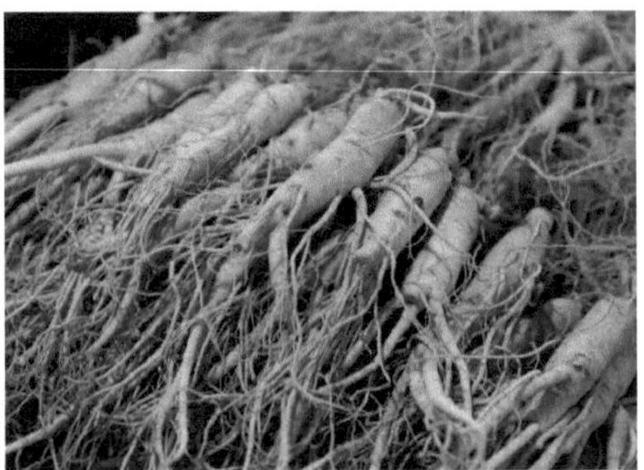

- Sinónimos: Panax ginseng, Ginseng asiático, Ginseng chinês, Ren Shen

- Nome genérico: Panax

- Fonte biológica: Raízes da planta Panax ginseng

- Família: Araliaceae

- Parte da planta utilizada: Raízes, extrato

- Constituintes químicos:

  - Ginsenósidos (por exemplo, Rg1, Rb1, Rd)

  - Polissacáridos (por exemplo, ginsan)

  - Ácidos fenólicos (por exemplo, ácido ferúlico)

  - Aminoácidos (por exemplo, arginina)

- Ação farmacológica:

  - Imunomoduladores

  - Anti-inflamatório

  - Antioxidante

  - Anticancerígeno

  - Proteção cardiovascular

- Utilizado como agente anticancerígeno: Sim, o Panax ginseng foi estudado pelas suas potenciais propriedades anticancerígenas. Os extractos de plantas mostraram:

  - Inibição do crescimento e da proliferação das células cancerosas

  - Indução da apoptose (morte celular) nas células cancerígenas

  - Reforço das respostas imunológicas contra as células cancerígenas

18. Cannabis sativa

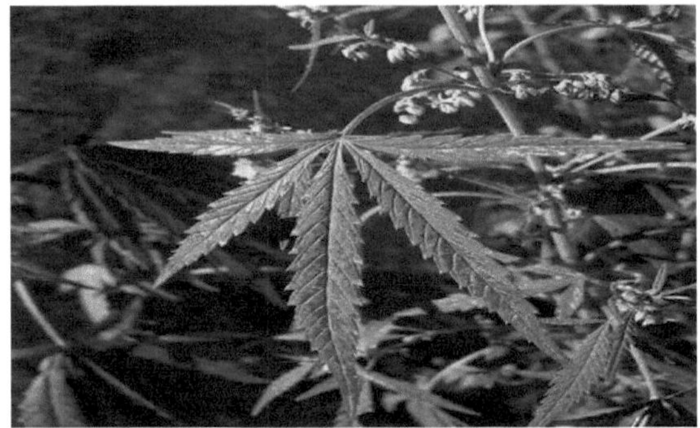

- Sinónimos: Cannabis sativa, Marijuana, Cânhamo, Ganja
- Nome genérico: Cannabis
- Fonte biológica: Flores, folhas e sementes da planta Cannabis sativa
- Família: Cannabaceae
- Parte da planta utilizada: Flores, folhas, sementes, extrato
- Constituintes químicos:
    - Canabinóides (por exemplo, THC, CBD, CBG)
    - Terpenóides (por exemplo, mirceno, limoneno)
    - Flavonóides (por exemplo, quercetina, kaempferol)
    - Alcalóides (por exemplo, trigonelina)
- Ação farmacológica:
    - Imunomoduladores
    - Anti-inflamatório
    - Antioxidante
    - Anticancerígeno
    - Neuroprotector

- Utilizada como agente anticancerígeno: Sim, a Cannabis sativa foi estudada pelas suas potenciais propriedades anticancerígenas. Os extractos da planta mostraram:

  - Inibição do crescimento e da proliferação das células cancerosas

  - Indução da apoptose (morte celular) nas células cancerígenas

  - Reforço das respostas imunológicas contra as células cancerígenas

19. Heracleum Persicum

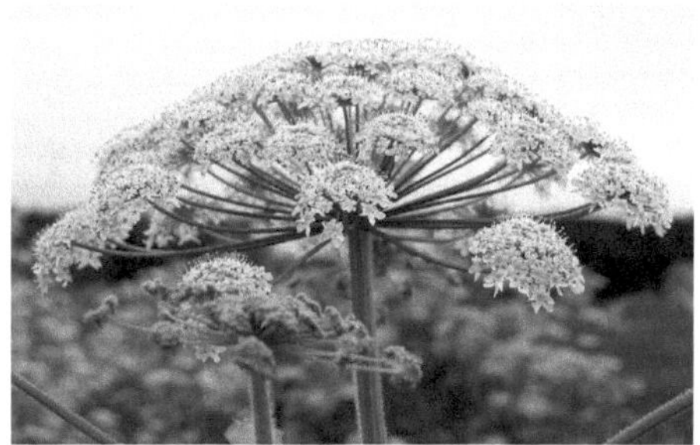

- Sinónimos: Heracleum persicum, Persian Hogweed, Giant Hogweed

- Nome genérico: Heracleum

- Fonte biológica: Raízes, caules e folhas da planta Heracleum persicum

- Família: Apiaceae

- Parte da planta utilizada: Raízes, caules, folhas, extrato

- Constituintes químicos:

  - Furrocumarinas (por exemplo, xantotoxina, bergapten)

  - Poliacetilenos (por exemplo, falcarinol)

  - Flavonóides (por exemplo, quercetina, kaempferol)

  - Óleos voláteis (por exemplo, terpinen-4-ol)

- Ação farmacológica:

  - Imunomoduladores

- Anti-inflamatório

- Antioxidante

- Anticancerígeno

- Proteção cardiovascular

- Utilizado como agente anticancerígeno: Sim, o Heracleum persicum foi estudado pelas suas potenciais propriedades anticancerígenas. Os extractos de plantas mostraram:

- Inibição do crescimento e da proliferação das células cancerosas

- Indução da apoptose (morte celular) nas células cancerígenas

- Reforço das respostas imunológicas contra as células cancerígenas.

20. Gmelina asiatica .

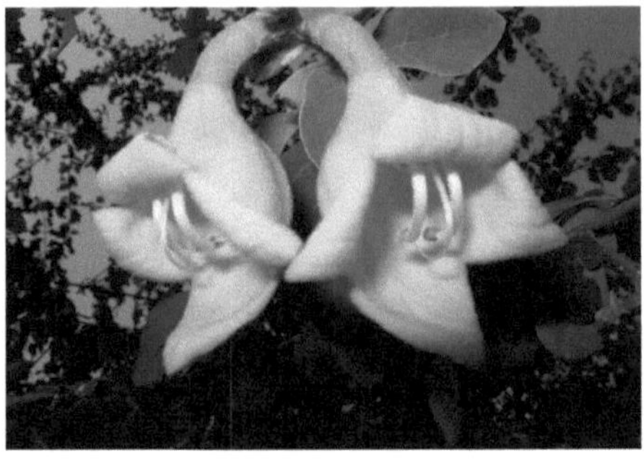

- Sinónimos: Gmelina asiatica, feixe de arbusto asiático, Gmelina arborea

- Nome genérico: Gmelina

- Fonte biológica: Raízes, caules e folhas da planta Gmelina asiatica

- Família: Lamiaceae

- Parte da planta utilizada: Raízes, caules, folhas, extrato

- Constituintes químicos:

- Lignanos (por exemplo, gmelinol)

- Flavonóides (por exemplo, apigenina, luteolina)

- Ácidos fenólicos (por exemplo, ácido ferúlico)

- Terpenóides (por exemplo, ácido ursólico)

- Ação farmacológica:

- Imunomoduladores

- Anti-inflamatório

- Antioxidante

- Anticancerígeno

- Proteção cardiovascular

- Utilizada como agente anticancerígeno: Sim, a Gmelina asiatica foi estudada pelas suas potenciais propriedades anticancerígenas. Os extractos de plantas mostraram:

- Inibição do crescimento e da proliferação das células cancerosas

- Indução da apoptose (morte celular) nas células cancerígenas

- Reforço das respostas imunológicas contra as células cancerígenas

21. Lens culinaris Medikus .

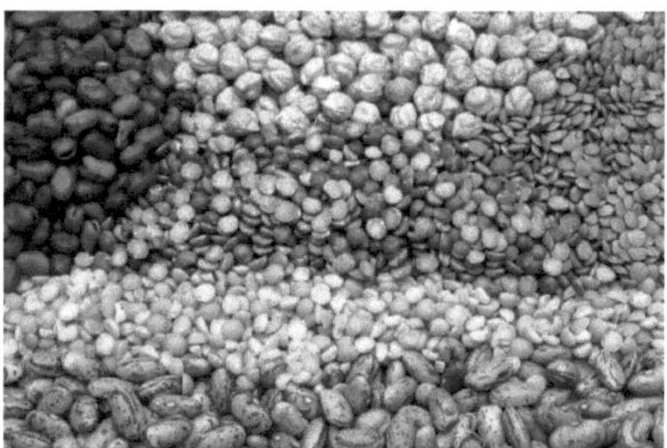

- Sinónimos: Lens culinaris Medikus, Lentilha, Lens esculenta

- Nome genérico: Lens

- Fonte biológica: Sementes da planta Lens culinaris Medikus

- Família: Fabaceae

- Parte da planta utilizada: Sementes, extrato

- Constituintes químicos:

- Proteínas (por exemplo, proteína de lentilha)

- Polissacáridos (por exemplo, galactomananos)

- Ácidos fenólicos (por exemplo, ácido ferúlico)

- Flavonóides (por exemplo, quercetina, kaempferol)

- Ação farmacológica:

- Imunomoduladores

- Anti-inflamatório

- Antioxidante

- Anticancerígeno

- Proteção cardiovascular

- Utilizado como agente anticancerígeno: Sim, a Lens culinaris Medikus foi estudada pelas suas potenciais propriedades anticancerígenas. Os extractos de plantas mostraram:

- Inibição do crescimento e da proliferação das células cancerosas

- Indução da apoptose (morte celular) nas células cancerígenas

- Reforço das respostas imunológicas contra as células cancerígenas

22. Limonia acidissima

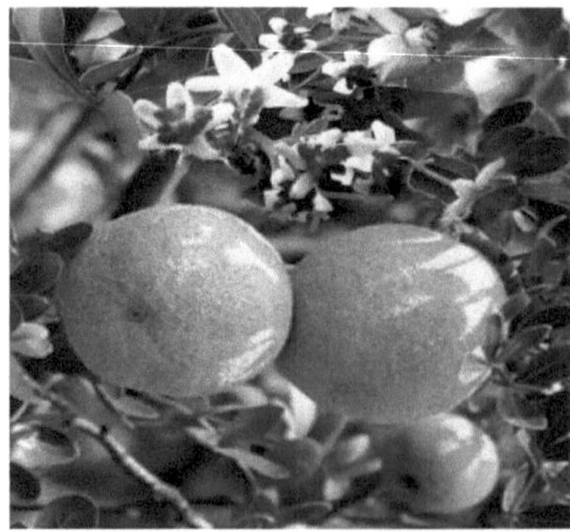

- Sinónimos: Limonia acidissima, Maçã da madeira, Limonia pomosa

- Nome genérico: Limonia

- Fonte biológica: Frutos, folhas e sementes da planta Limonia acidissima

- Família: Rutaceae

- Parte da planta utilizada: Frutos, folhas, sementes, extrato

- Constituintes químicos:

    - Alcalóides (por exemplo, limonina)

    - Flavonóides (por exemplo, quercetina, kaempferol)

    - Ácidos fenólicos (por exemplo, ácido ferúlico)

    - Terpenóides (por exemplo, limoneno)

- Ação farmacológica:

    - Imunomoduladores

    - Anti-inflamatório

    - Antioxidante

    - Anticancerígeno

    - Proteção cardiovascular

- Utilizada como agente anticancerígeno: Sim, a Limonia acidissima foi estudada pelas suas potenciais propriedades anticancerígenas. Os extractos da planta mostraram:

    - Inibição do crescimento e da proliferação das células cancerosas

    - Indução da apoptose (morte celular) nas células cancerígenas

    - Reforço das respostas imunológicas contra as células cancerígenas

23. Macrotyloma uniformum

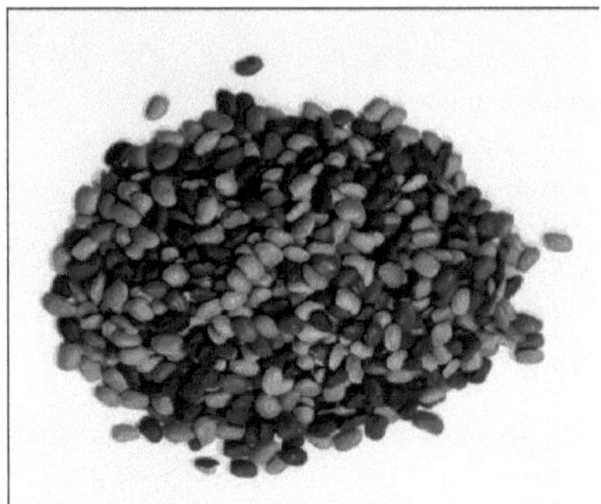

- Sinónimos: Macrotyloma uniformum, grama de cavalo, Macrotyloma uniflorum

- Nome genérico: Macrotyloma

- Fonte biológica: Sementes da planta Macrotyloma uniformum

- Família: Fabaceae

- Parte da planta utilizada: Sementes, extrato

- Constituintes químicos:

  - Proteínas (por exemplo, proteína do macrotiloma)

  - Polissacáridos (por exemplo, galactomananos)

  - Ácidos fenólicos (por exemplo, ácido ferúlico)

  - Flavonóides (por exemplo, quercetina, kaempferol)

- Ação farmacológica:

- Imunomoduladores

  - Anti-inflamatório

  - Antioxidante

  - Anticancerígeno

  - Proteção cardiovascular

- Utilizado como agente anticancerígeno: Sim, a Macrotyloma uniformum foi estudada pelas suas potenciais propriedades anticancerígenas. Os extractos da planta mostraram:

  - Inibição do crescimento e da proliferação das células cancerosas

  - Indução da apoptose (morte celular) nas células cancerígenas

  - Reforço das respostas imunológicas contra as células cancerígenas

24. Momordica dioica

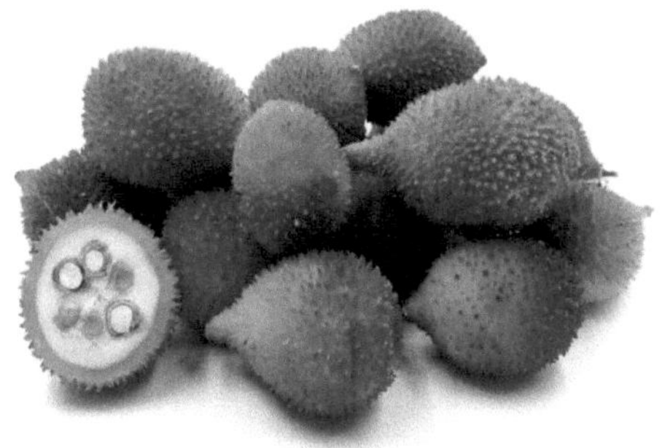

- Sinónimos: Momordica dioica, melão amargo selvagem, Momordica tuberosa

- Nome genérico: Momordica

- Fonte biológica: Frutos, folhas e raízes da planta Momordica dioica

- Família: Cucurbitáceas

- Parte da planta utilizada: Frutos, folhas, raízes, extrato

- Constituintes químicos:

  - Glicosídeos (por exemplo, momordicosídeo)

  - Saponinas (por exemplo, momordicosídeo)

  - Ácidos fenólicos (por exemplo, ácido ferúlico)

  - Flavonóides (por exemplo, quercetina, kaempferol)

- Ação farmacológica:

  - Imunomoduladores

- Anti-inflamatório

- Antioxidante

- Anticancerígeno

- Antidiabético

- Utilizada como agente anticancerígeno: Sim, a Momordica dioica foi estudada pelas suas potenciais propriedades anticancerígenas. Os extractos de plantas mostraram:

- Inibição do crescimento e da proliferação das células cancerosas

- Indução da apoptose (morte celular) nas células cancerígenas

- Reforço das respostas imunológicas contra as células cancerígenas

25. Cynodon dactylon

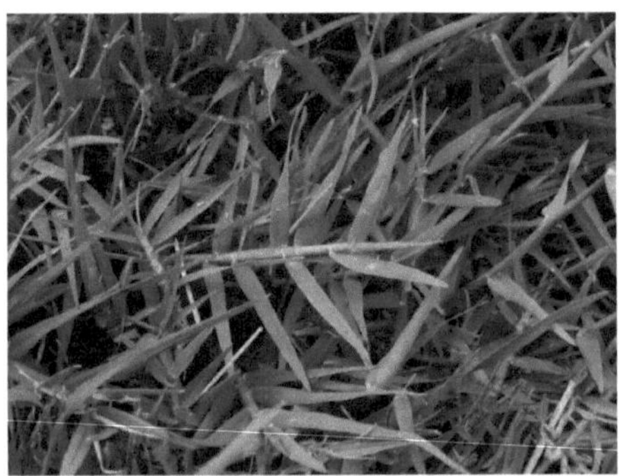

- Sinónimos: Cynodon dactylon, erva das Bermudas, Cynodon officinale

- Nome genérico: Cynodon

- Fonte biológica: Raízes, folhas e caules da planta Cynodon dactylon

- Família: Poaceae

- Parte da planta utilizada: Raízes, folhas, caules, extrato

- Constituintes químicos:

- Alcalóides (por exemplo, cinodina)

- Glicosídeos (por exemplo, saponina)

- Ácidos fenólicos (por exemplo, ácido ferúlico)

- Flavonóides (por exemplo, quercetina, kaempferol)

- Ação farmacológica:

  - Imunomoduladores

  - Anti-inflamatório

  - Antioxidante

  - Anticancerígeno

  - Proteção cardiovascular

- Utilizado como agente anticancerígeno: Sim, a Cynodon dactylon foi estudada pelas suas potenciais propriedades anticancerígenas. Os extractos de plantas mostraram:

  - Inibição do crescimento e da proliferação das células cancerosas

  - Indução da apoptose (morte celular) nas células cancerígenas

  - Reforço das respostas imunológicas contra as células cancerígenas

26. Drosera indica

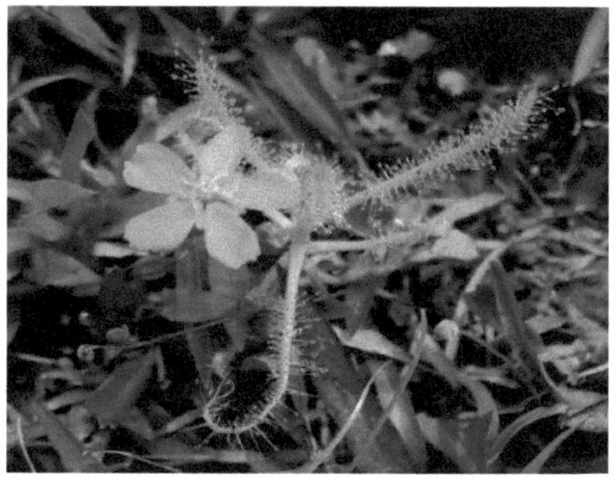

- Sinónimos: Drosera indica, Sundew indiano, Drosera burmanni

- Nome genérico: Drosera

- Fonte biológica: Folhas e raízes da planta Drosera indica

- Família: Droseraceae

- Parte da planta utilizada: Folhas, raízes, extrato

- Constituintes químicos:

  - Naftoquinonas (por exemplo, plumbagina)

  - Flavonóides (por exemplo, quercetina, kaempferol)

  - Ácidos fenólicos (por exemplo, ácido ferúlico)

  - Terpenóides (por exemplo, droserona)

- Ação farmacológica:

  - Imunomoduladores

  - Anti-inflamatório

- Antioxidante

  - Anticancerígeno

  - Antimicrobiano

- Utilizada como agente anticancerígeno: Sim, a Drosera indica foi estudada pelas suas potenciais propriedades anticancerígenas. Os extractos de plantas mostraram:

  - Inibição do crescimento e da proliferação das células cancerosas

  - Indução da apoptose (morte celular) nas células cancerígenas

  - Reforço das respostas imunológicas contra as células cancerígenas

27. Barleria grandiflora

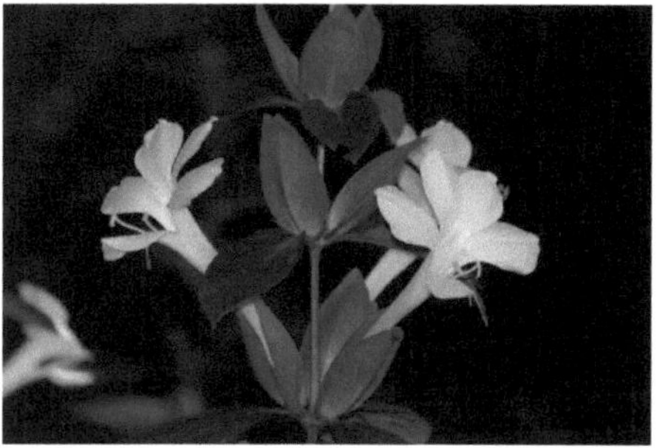

- Sinónimos: Barleria grandiflora, Violeta das Filipinas, Barleria cristata

- Nome genérico: Barleria

- Fonte biológica: Folhas, caules e raízes da planta Barleria grandiflora

- Família: Acanthaceae

- Parte da planta utilizada: Folhas, caules, raízes, extrato

- Constituintes químicos:

    - Alcalóides (por exemplo, barlerina)

    - Glicosídeos (por exemplo, barlerosídeo)

    - Ácidos fenólicos (por exemplo, ácido ferúlico)

    - Flavonóides (por exemplo, quercetina, kaempferol)

- Ação farmacológica:

    - Imunomoduladores

    - Anti-inflamatório

    - Antioxidante

    - Anticancerígeno

    - Antimicrobiano

- Utilizada como agente anticancerígeno: Sim, a Barleria grandiflora foi estudada pelas suas potenciais propriedades anticancerígenas. Os extractos de plantas mostraram:

- Inibição do crescimento e da proliferação das células cancerosas

- Indução da apoptose (morte celular) nas células cancerígenas

- Reforço das respostas imunológicas contra as células cancerígenas

28. Cucurbita maxima

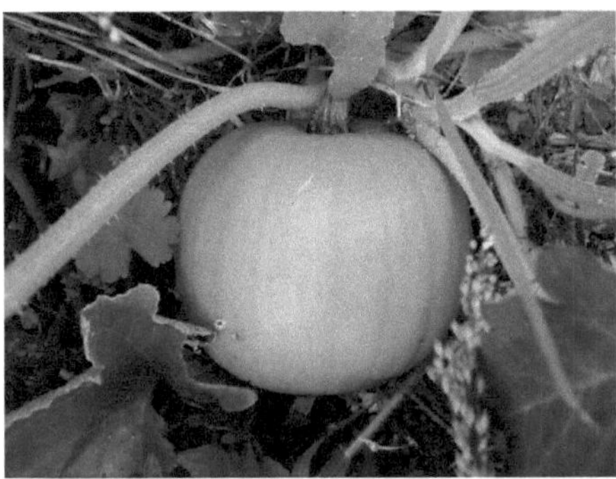

- Sinónimos: Cucurbita maxima, Abóbora, Cucurbita pepo
- Nome genérico: Cucurbita
- Fonte biológica: Frutos, sementes e folhas da planta Cucurbita maxima
- Família: Cucurbitáceas
- Parte da planta utilizada: Frutos, sementes, folhas, extrato
- Constituintes químicos:
  - Carotenóides (por exemplo, beta-caroteno)
  - Flavonóides (por exemplo, quercetina, kaempferol)
  - Ácidos fenólicos (por exemplo, ácido ferúlico)
  - Cucurbitacinas (por exemplo, cucurbitacina E)
- Ação farmacológica:
  - Imunomoduladores
  - Anti-inflamatório
  - Antioxidante

- Anticancerígeno

- Proteção cardiovascular

- Utilizada como agente anticancerígeno: Sim, a Cucurbita maxima foi estudada pelas suas potenciais propriedades anticancerígenas. Os extractos de plantas mostraram:

- Inibição do crescimento e da proliferação das células cancerosas

- Indução da apoptose (morte celular) nas células cancerígenas

- Reforço das respostas imunológicas contra as células cancerígenas

29. Salvia officinalis

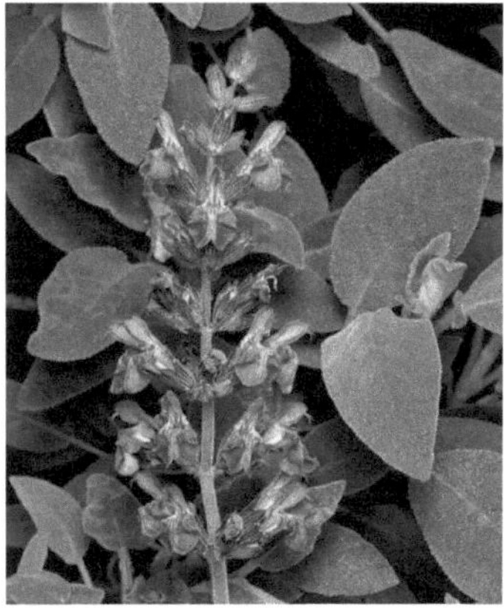

- Sinónimos: Salvia officinalis, Sálvia, Salvia lavandulifolia

- Nome genérico: Salvia

- Fonte biológica: Folhas e raízes da planta Salvia officinalis

- Família: Lamiaceae

- Parte da planta utilizada: Folhas, raízes, extrato

- Constituintes químicos:

  - Óleos essenciais (por exemplo, tujona, borneol)

  - Flavonóides (por exemplo, quercetina, kaempferol)

  - Ácidos fenólicos (por exemplo, ácido rosmarínico)

  - Terpenóides (por exemplo, ácido ursólico)

- Ação farmacológica:

- Imunomoduladores

- Anti-inflamatório

- Antioxidante

- Anticancerígeno

- Neuroprotector

- Utilizada como agente anticancerígeno: Sim, a Salvia officinalis foi estudada pelas suas potenciais propriedades anticancerígenas. Os extractos de plantas mostraram:

- Inibição do crescimento e da proliferação das células cancerosas

- Indução da apoptose (morte celular) nas células cancerígenas

- Reforço das respostas imunológicas contra as células cancerígenas

30. Viscum album

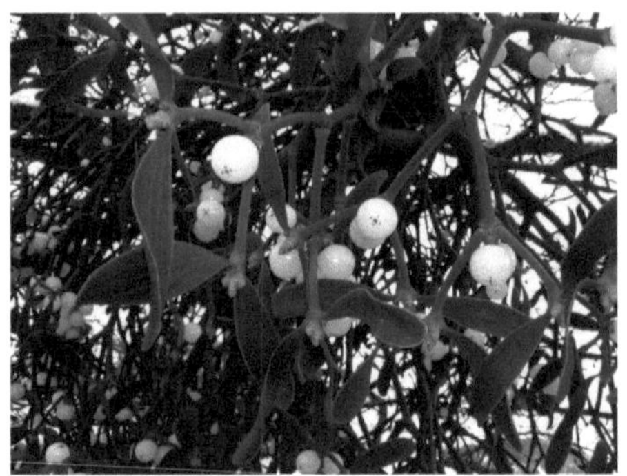

- Sinónimos: Viscum album, visco europeu, Viscum album Loranthaceae

- Nome genérico: Viscum

- Fonte biológica: Folhas, ramos e bagas da planta Viscum album

- Família: Santalaceae

- Parte da planta utilizada: Folhas, ramos, bagas, extrato

- Constituintes químicos:

- Alcalóides (por exemplo, viscamina)

- Glicosídeos (por exemplo, viscotoxina)

- Flavonóides (por exemplo, quercetina, kaempferol)

- Ácidos fenólicos (por exemplo, ácido ferúlico)

- Ação farmacológica:

  - Imunomoduladores

  - Anti-inflamatório

  - Antioxidante

  - Anticancerígeno

  - Proteção cardiovascular

- Utilizado como agente anticancerígeno: Sim, o Viscum album foi estudado pelas suas potenciais propriedades anticancerígenas. Os extractos de plantas mostraram:

  - Inibição do crescimento e da proliferação das células cancerosas

  - Indução da apoptose (morte celular) nas células cancerígenas

  - Reforço das respostas imunológicas contra as células cancerígenas

31. Combretum caffrum

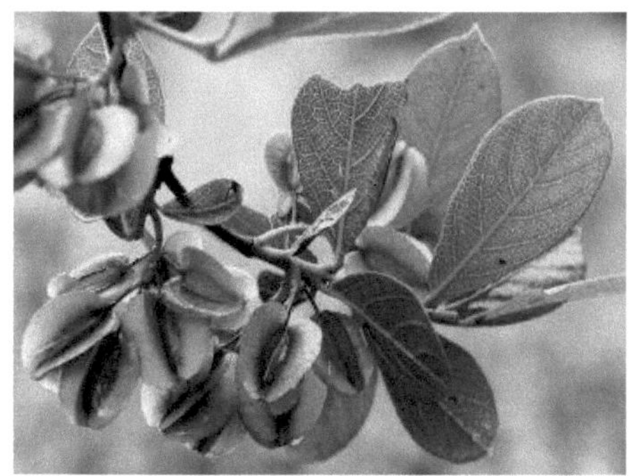

- Sinónimos: Combretum caffrum, salgueiro africano, Combretum erythrophyllum

- Nome genérico: Combretum

- Fonte biológica: Raízes, folhas e caules da planta Combretum caffrum

- Família: Combretaceae

- Parte da planta utilizada: Raízes, folhas, caules, extrato

- Constituintes químicos:

  - Flavonóides (por exemplo, quercetina, kaempferol)
  - Ácidos fenólicos (por exemplo, ácido ferúlico)
  - Terpenóides (por exemplo, ácido ursólico)
  - Glicosídeos (por exemplo, combretastatina)

- Ação farmacológica:

  - Imunomoduladores
  - Anti-inflamatório
  - Antioxidante
  - Anticancerígeno
  - Proteção cardiovascular

- Utilizado como agente anticancerígeno: Sim, a Combretum caffrum foi estudada pelas suas potenciais propriedades anticancerígenas. Os extractos da planta mostraram:

  - Inibição do crescimento e da proliferação das células cancerosas
  - Indução da apoptose (morte celular) nas células cancerígenas
  - Reforço das respostas imunológicas contra as células cancerígenas

32. Melaleuca alternifolia

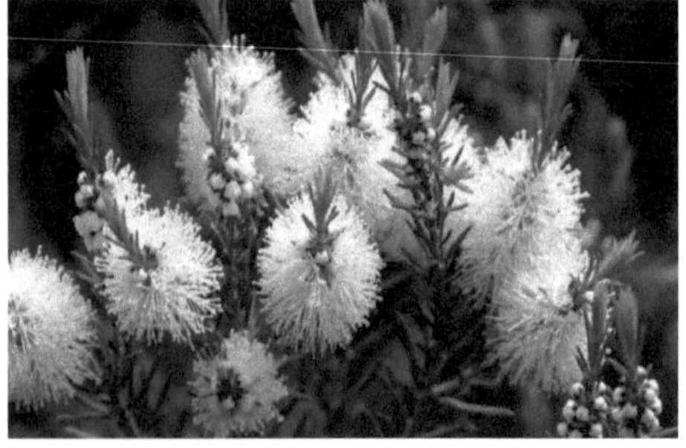

- Sinónimos: Melaleuca alternifolia, árvore-do-chá, óleo de melaleuca
- Nome genérico: Melaleuca
- Fonte biológica: Folhas da planta Melaleuca alternifolia

- Família: Myrtaceae

- Parte da planta utilizada: Folhas, óleo essencial

- Constituintes químicos:

  - Terpenóides (por exemplo, cineol, terpinen-4-ol)

- Ácidos fenólicos (por exemplo, ácido ferúlico)

  - Flavonóides (por exemplo, quercetina, kaempferol)

- Ação farmacológica:

  - Imunomoduladores

  - Anti-inflamatório

  - Antioxidante

  - Anticancerígeno

  - Antimicrobiano

- Utilizada como agente anticancerígeno: Sim, a Melaleuca alternifolia foi estudada pelas suas potenciais propriedades anticancerígenas. Os extractos da planta mostraram:

  - Inibição do crescimento e da proliferação das células cancerosas

  - Indução da apoptose (morte celular) nas células cancerígenas

  - Reforço das respostas imunológicas contra as células cancerígenas

33. Aglaia foveolata

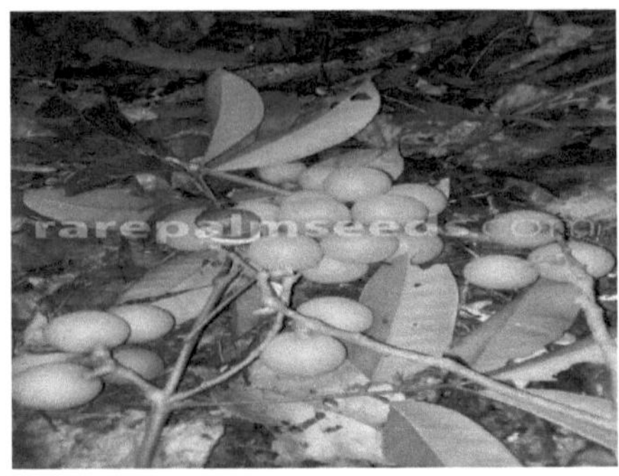

- Sinónimos: Aglaia foveolata, Aglaia elegans
- Nome genérico: Aglaia
- Fonte biológica: Folhas, casca e sementes da planta Aglaia foveolata
- Família: Meliaceae
- Parte da planta utilizada: Folhas, casca, sementes, extrato
- Constituintes químicos:
  - Alcalóides (por exemplo, aglafolina)
  - Glicosídeos (por exemplo, aglafosídeo)
  - Flavonóides (por exemplo, quercetina, kaempferol)
  - Terpenóides (por exemplo, aglaiol)
- Ação farmacológica:
  - Imunomoduladores
  - Anti-inflamatório
  - Antioxidante
  - Anticancerígeno
  - Antimicrobiano
- Utilizada como agente anticancerígeno: Sim, a Aglaia foveolata foi estudada pelas suas potenciais propriedades anticancerígenas. Os extractos da planta mostraram:
  - Inibição do crescimento e da proliferação das células cancerosas

- Indução da apoptose (morte celular) nas células cancerígenas

- Reforço das respostas imunológicas contra as células cancerígenas

34. Maytenus serrata

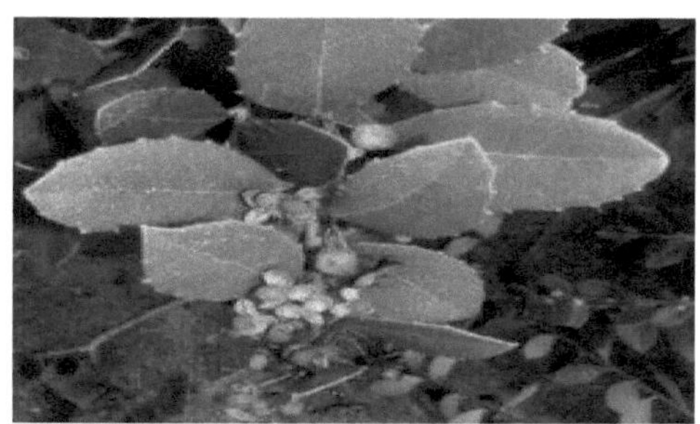

- Sinónimos: Maytenus serrata, Maytenus senegalensis
- Nome genérico: Maytenus
- Fonte biológica: Raízes, folhas e caules da planta Maytenus serrata
- Família: Celastraceae
- Parte da planta utilizada: Raízes, folhas, caules, extrato
- Constituintes químicos:
  - Alcalóides (por exemplo, maytine)
  - Glicosídeos (por exemplo, maytinoside)
  - Flavonóides (por exemplo, quercetina, kaempferol)
  - Terpenóides (por exemplo, maytenina)
- Ação farmacológica:
  - Imunomoduladores
  - Anti-inflamatório
  - Antioxidante
  - Anticancerígeno

- Antimicrobiano

- Utilizado como agente anticancerígeno: Sim, a Maytenus serrata foi estudada pelas suas potenciais propriedades anticancerígenas. Os extractos da planta mostraram:

  - Inibição do crescimento e da proliferação das células cancerosas

  - Indução da apoptose (morte celular) nas células cancerígenas

  - Reforço das respostas imunológicas contra as células cancerígenas

35. Tabebuia impetiginosa

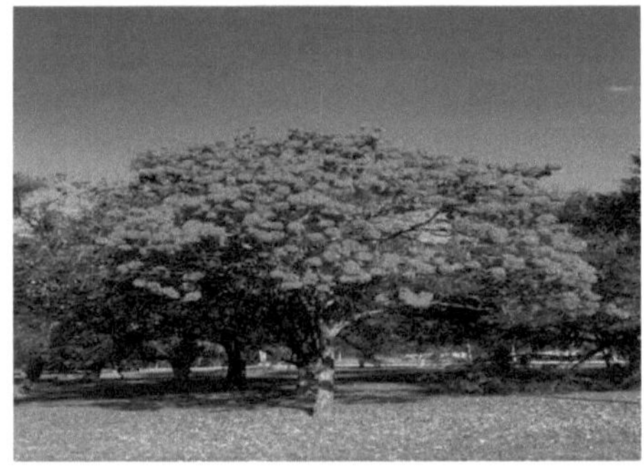

- Sinónimos: Tabebuia impetiginosa, Pau d'Arco, Tabebuia avellanedae

- Nome genérico: Tabebuia

- Origem biológica: Casca da árvore Tabebuia impetiginosa

- Família: Bignoniaceae

- Parte da planta utilizada: Casca, extrato

- Constituintes químicos:

  - Naftoquinonas (por exemplo, lapachol)

  - Flavonóides (por exemplo, quercetina, kaempferol)

  - Ácidos fenólicos (por exemplo, ácido ferúlico)

  - Terpenóides (por exemplo, tabebuína)

- Ação farmacológica:

- Imunomoduladores

- Anti-inflamatório

- Antioxidante

- Anticancerígeno

- Antimicrobiano

- Utilizada como agente anticancerígeno: Sim, a Tabebuia impetiginosa foi estudada pelas suas potenciais propriedades anticancerígenas. Os extractos da planta mostraram:

- Inibição do crescimento e da proliferação das células cancerosas

- Indução da apoptose (morte celular) nas células cancerígenas

- Reforço das respostas imunológicas contra as células cancerígenas

35.Tabebuia serratifolia .

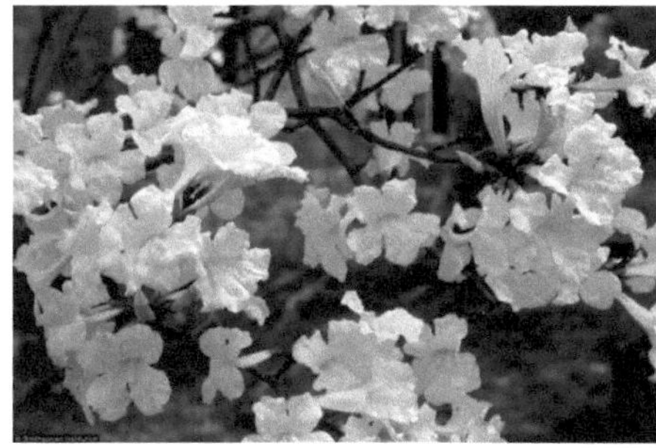

- Sinónimos: Tabebuia serratifolia, Pau d'Arco, Tabebuia avellanedae
- Nome genérico: Tabebuia
- Origem biológica: Casca da árvore Tabebuia serratifolia
- Família: Bignoniaceae
- Parte da planta utilizada: Casca, extrato
- Constituintes químicos:
- Naftoquinonas (por exemplo, lapachol)
- Flavonóides (por exemplo, quercetina, kaempferol)
- Ácidos fenólicos (por exemplo, ácido ferúlico)
- Terpenóides (por exemplo, tabebuína)

Ação farmacológica:

- Imunomoduladores

- Anti-inflamatório
- Antioxidante
- Anticancerígeno
- Antimicrobiano
- Utilizada como agente anticancerígeno: Sim, a Tabebuia serratifolia foi estudada pelas suas potenciais propriedades anticancerígenas. Os extractos da planta mostraram:

- Inibição do crescimento e da proliferação das células cancerosas
- Indução da apoptose (morte celular) nas células cancerígenas
- Reforço das respostas imunológicas contra as células cancerígenas

36. Dipteryx odorata .

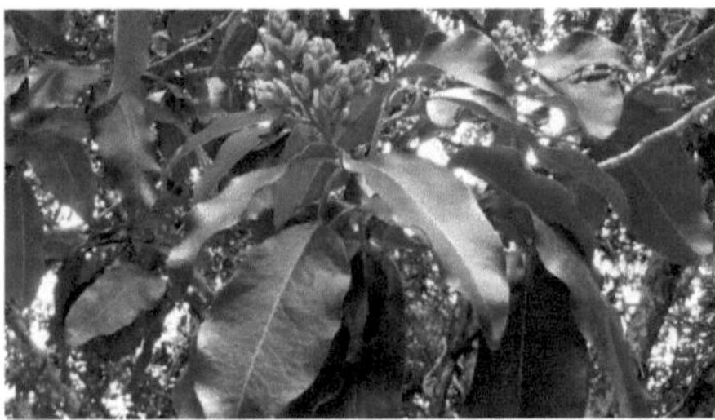

- Sinónimos: Dipteryx odorata, Coumarouma odorata
- Nome genérico: Dipteryx
- Fonte biológica: Sementes, folhas e casca da árvore Dipteryx odorata
- Família: Fabaceae
- Parte da planta utilizada: Sementes, folhas, casca, extrato
- Constituintes químicos:
- Cumarinas (por exemplo, cumarina, dipteryxina)
- Flavonóides (por exemplo, quercetina, kaempferol)
- Terpenóides (por exemplo, dipterol)
- Alcalóides (por exemplo, dipteryine)
- Ação farmacológica:
- Imunomoduladores
- Anti-inflamatório
- Antioxidante
- Anticancerígeno
- Antimicrobiano
- Utilizado como agente anticancerígeno: Sim, a Dipteryx odorata foi estudada pelas suas potenciais propriedades anticancerígenas. Os extractos da planta mostraram:
- Inibição do crescimento e da proliferação das células cancerosas
- Indução da apoptose (morte celular) nas células cancerígenas
- Reforço das respostas imunológicas contra as células cancerígenas

37. Indigofera tinctoria.

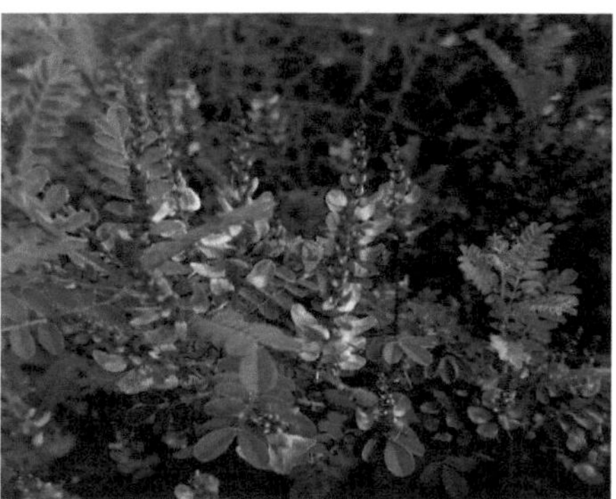

- Sinónimos: Indigofera tinctoria, Indigofera sumatrana
- Nome genérico: Indigofera
- Fonte biológica: Folhas da planta Indigofera tinctoria
- Família: Fabaceae
- Parte da planta utilizada: Folhas, extrato
- Constituintes químicos:
- Indóis (por exemplo, índigo, indirubina)
- Flavonóides (por exemplo, quercetina, kaempferol)
- Ácidos fenólicos (por exemplo, ácido ferúlico)
- Terpenóides (por exemplo, indigotina)
- Ação farmacológica:
- Imunomoduladores
- Anti-inflamatório
- Antioxidante
- Anticancerígeno
- Antimicrobiano
- Utilizada como agente anticancerígeno: Sim, a Indigofera tinctoria foi estudada pelas suas potenciais propriedades anticancerígenas. Os extractos de plantas mostraram:
- Inibição do crescimento e da proliferação das células cancerosas
- Indução da apoptose (morte celular) nas células cancerígenas
- Reforço das respostas imunológicas contra as células cancerígenas

38. Epilobium hirsutum.

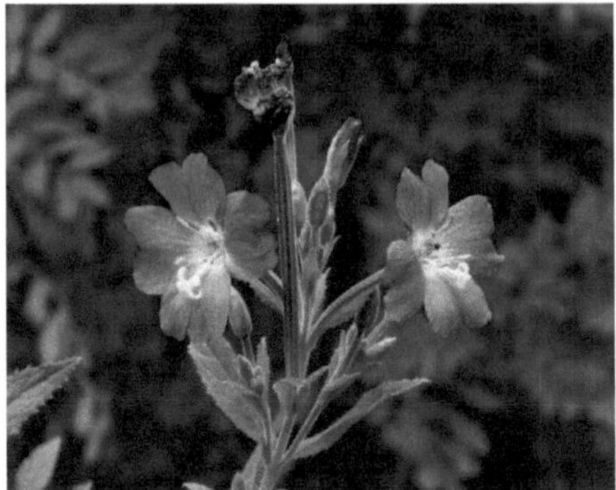

- Sinónimos: Epilobium hirsutum, Epilobium hirsutum L.
- Nome genérico: Epilobium
- Fonte biológica: Partes aéreas da planta Epilobium hirsutum
- Família: Onagraceae
- Parte da planta utilizada: Partes aéreas, extrato
- Constituintes químicos:
- Flavonóides (por exemplo, quercetina, kaempferol)
- Ácidos fenólicos (por exemplo, ácido ferúlico)
- Terpenóides (por exemplo, epilobiol)
- Glicosídeos (por exemplo, epilobina)
- Ação farmacológica:
- Imunomoduladores
- Anti-inflamatório
- Antioxidante
- Anticancerígeno
- Antimicrobiano
- Utilizado como agente anticancerígeno: Sim, o Epilobium hirsutum foi estudado pelas suas potenciais propriedades anticancerígenas. Os extractos da planta mostraram:
- Inibição do crescimento e da proliferação das células cancerosas
- Indução da apoptose (morte celular) nas células cancerígenas
- Reforço das respostas imunológicas contra as células cancerígenas

Referências

1. Ahmad I, Lakhani MS, Gillet M, John A, Raza H. Hypotriglycerdemic and hypochlesterolemic effects of anti-diabetic Momordica charantia (Karela) fruit extract in streptozotocin diabetic rats. Diabetes Res Clin Pract. 2001;51:155-161. [PubMed] [Google Scholar]

2. Ambike SH, Rao MRR. Estudos sobre uma fitosterolina da casca de Ficus religiosa Parte I. Indian J Pharm. 1967;29:91. [Google Scholar].

3. Anand R, Patnaik GK, Roy K, Bhaduri AP. Anti-oxaluric and anticalciuric activity of lupeol derivatives. Indian J Pharmacol. 1995;27:265-268. [Google Scholar].

4. Anjaria JV, Varia MR, Janakiraman K, Gulati OD. Estudos sobre Leptadenia reticulata: Efeito lactogénico em ratos. Indian J Exp Biol. 1975;13:448. [PubMed] [Google Scholar]

5. A Farmacopeia Ayurvédica da Índia. Parte I e Volume I. Nova Deli: Ministério da Saúde e do Bem-Estar Familiar, Governo da Índia; 1989. Anónimo. [Google Scholar].

6. Bibliografia das contribuições de investigação do CDRI 1951-1990. Contém informações sobre catorze estudos de rastreio efectuados sobre plantas medicinais. Lucknow. Índia: Central Drug Research Institute; 1991. p. 56. Anónimo. 61, 72, 83, 89, 104, 112, 127, 169, 187, 203, 224. (Publicação no- 1236, 1358, 1599, 1844, 1965, 2306, 2307, 2478, 2817, 3712, 3713, 4080, 4431, 4867) [Google Scholar]

7. The Ayurvedic Pharmacopoeia of India Part-I and Volume-II Ist edition. Nova Deli: Ministério da Saúde e do Bem-Estar Familiar, Governo da Índia; 1999. Anónimo. [Google Scholar].

8. A Farmacopeia Ayurvédica da Índia. Parte I, Volume III. Nova Deli: Ministério da Saúde e do Bem-Estar Familiar, Governo da Índia; 2001. Anónimo. [Google Scholar].

9. Arora RK, Chawla R, Shikha R, Kumar R, Sharma A, Puri SC, Sinha AK, Tripathi RM, Sharma RK. Radioprotection by Himalayan high-altitude region plants. In: Sharma RK, Arora R, editores. Herbal Drugs: A twenty First century Perspective (Medicamentos à base de plantas: uma perspetiva do século XXI). Nova Deli: JAYPEE Brothers; 2006. pp. 301-325. [Google Scholar].

10. Baliga MS. Mechanisms and pre-clinical efficacy of plants in preventing UV-induced skin damage: Estado atual e perspectivas futuras. In: Sharma RK, Arora R, editores. Herbal Drugs: A twenty First century Perspective. Nova Deli: JAYPEE Brothers; 2006. pp. 497-521. [Google Scholar].

11. Billore KV, Yelne MB, Dennis TJ, Chaudhari BG. Base de dados sobre plantas medicinais utilizadas na Ayurveda, Volume-6. Nova Deli: Conselho Central de Investigação em Ayurveda e Siddha; 2004a. Kumkuma (Crocus sativu) pp. 110-132. [Google Scholar].

12. Billore KV, Yelne MB, Dennis TJ, Chaudhari BG. Base de dados sobre plantas medicinais utilizadas na Ayurveda, Volume-6. Nova Deli: Conselho Central de Investigação em Ayurveda e Siddha; 2004b. Vidari (Pueraria tuberos) pp. 441-451. [Google Scholar].

13. Billore KV, Yelne MB, Dennis TJ, Chaudhari BG. Base de dados sobre plantas medicinais utilizadas na Ayurveda, Volume-6. Nova Deli: Conselho Central de Investigação em Ayurveda e Siddha; 2004c. Rohitaka (Tecomella undulat) pp. 321-329. [Google Scholar].

14. Bose BC, Vijayavargiya R, Safi AQ, Sharma SK. Alguns aspectos dos estudos químicos e farmacológicos de Acorus calamus Linn. J Amer Pharm Asson. 1960;49:32. [PubMed] [Google Scholar]

15. Chandra T, Sadique J, Somasundaram S. Effect of Eclipta alba on inflammation and liver injury. Fitoterapia. 1987;58(1):23-32. [Google Acadêmico].

16. Chakraborty B, Neogi NC. Pharmacological properties of Tribulus terrestris L. Indian J Pharm Sci. 1978;40(2):50-52. [Google Scholar].

17. Chatterjee A, Pakrashi SC, editores. Volume 1 a 5. The Treatise on Indian Medicinal Plants. Nova Deli: Direção de Publicações e Informação; 1995-1997. [Google Scholar].

18. Chaturvedi GN, Sharma BD. Estudos clínicos sobre Hedychium spicatum (Shati). Um medicamento anti-asmático. J Res Indian Med. 1975;10(2):941. [Google Scholar].

19. Chauhan SMS . Ambika, Tanuja Bisht e Pradeep Pratap Singh, autores. Bio-active compounds from Himalyan medicinal plan. In: Sharma RK, Arora R, editores. Herbal Drugs: A twenty First century Perspective. Nova Deli: JAYPEE Brothers; 2006. pp. 190-199. [Google Scholar].

20. Chaurasia OP, Parimelazhagan T, Ahmed Z. High altitude trans-himalayan medicinal plants of defence importance. In: Sharma RK, Arora R, editores. Herbal Drugs: A twenty First century Perspective. Nova Deli: JAYPEE Brothers; 2006. pp. 182-189. [Google Scholar].

21. De S, Ravishankar B, Bhavsar GC. Plantas com atividade hepatoprotectora - Uma revisão. Indian Drugs. 1993;30(8):355-363. [Google Scholar].

22. Dahanukar SA, Kulkarni RA, Rege NN. Pharmacology of Medicinal Plants and Natural Products (1994-98) Indian J Pharmacol. 2000;32:S81-S118. [Google Scholar].

23. Dahanukar SA, Rege NN, Thatte U. Adaptogens. Medicinal plants, their bioactivity, screening and evaluation; Actas do Workshop Internacional, CDRI, Lucknow (Índia). 2-5 de dezembro; 1997. pp. 143-163. [Google Scholar].

24. Deka DK, Lahon LC, Saikia J, Mukit A. Efeito do Cissus quadrangularis na aceleração do processo de cicatrização de fracturas experimentais do rádio-ulna de um cão: um estudo preliminar. Indian J Pharmacol. 1994;26:44-45. [Google Scholar].

25. Dixit PP, Londhe JS, Ghaskadbi SK, Devasagayam TPA. Anti-diabético e propriedades benéficas relacionadas de plantas medicinais indianas. In: Sharma RK, Arora R, editores. Herbal Drugs: A twenty First century Perspective. Nova Deli: JAYPEE Brothers; 2006. pp. 377-395. [Google Scholar].

26. Capítulo 2. Diversidade étnica". Ethnobotany of India. Volume 2, Ghats ocidentais e costa ocidental da Índia peninsular. T. Pullaiah, Bir Bahadur, K. V. Krishnamurthy. Oakville, ON. 2017. ISBN 978-1-315-36614-2. OCLC 965340581.

27.Prakash, B.N.; Unnikrishnan, P.M.; Hariramamurthi, G. (2017). "Capítulo 8. Flora medicinal e conhecimento tradicional relacionado dos Ghats ocidentais: Uma fonte potencial para a gestão da malária baseada na comunidade através de uma abordagem endógena". Etnobotânica da Índia. Volume 2, Ghats ocidentais e costa ocidental da Índia peninsular. T. Pullaiah, Bir Bahadur, K. V. Krishnamurthy. Oakville, ON. ISBN 978-1-315-36614-2. OCLC 965340581.

28. "Os lugares mais húmidos da Terra por precipitação anual". WorldAtlas. 2019-03-27. Recuperado em 2022-01-28.

29.Pullaiah, T. (2017). "Capítulo 1. Introdução". Em Pullaiah, T.; Krishnamurthy, K.V.; Bahadur, Bir (eds.). Etnobotânica da Índia, Volume 3: Nordeste da Índia e Ilhas Andaman e Nicobar. K. V. Krishnamurthy, Bir Bahadur (Primeira ed.). ISBN 978-1-315-36583-1. OCLC 1003930404.

30.Fu, P.P.; Yang, Y.-C.; Xia, Q.; Chou, M.W.; Cui, Y.Y.; Lin, G. (2020-07-14). "Alcalóides de pirrolizidina - componentes tumorigénicos em medicamentos fitoterápicos chineses e suplementos dietéticos". Jornal de Análise de Alimentos e Medicamentos. 10 (4). doi:10.38212/2224-6614.2743. ISSN 2224-6614. S2CID 56263200.

31. Remédios indianos à base de plantas: terapia ocidental racional, ayurvédica e outros usos tradicionais, botânica. C. P. Khare. Berlim: Springer. 2004. ISBN 978-3-642-18659-2. OCLC 847678719.

32. "Calamus Usos, Benefícios e Dosagem - Drugs.com Herbal Database". Drogas.com. Recuperado em 2022-01-29.

33. Etnobotânica da Índia. Volume 4, Western and Central Himalayas. T. Pullaiah, K. V. Krishnamurthy, Bir Bahadur. Waretown, NJ. 2017. ISBN 978-1-315-20739-1. OCLC 987070583.

34.Kala, Chandra Prakash (2005-12-31). "Situação atual das plantas medicinais utilizadas pelos Vaidyas tradicionais no estado indiano de Uttaranchal". Pesquisa e aplicações em etnobotânica. 3: 267. doi:10.17348/era.3.0.267-278. hdl:10125/179. ISSN 1547-3465.

35.Ahmad, Azeem; Gundeti, Manohar S.; Dave, Parth P.; Jameela, Sophia; Khanduri, Shruti; Rao, Bhogavalli Chandrashekhar; Srikanth, Narayanam (2021-10-11). "Eficácia e segurança das intervenções do Ayurveda para sinusite: uma revisão sistemática e meta-análise". Jornal de Medicina Complementar e Integrativa. 20 (2): 316–327. doi:10.1515/jcim-2021-0390. ISSN 1553-3840. PMID 34634197. S2CID 238584967.

36. Mukherjee, Pulok K.; Harwansh, Ranjit K.; Bahadur, Shiv; Banerjee, Subhadip; Kar, Amit; Chanda, Joydeb; Biswas, Sayan; Ahmmed, Sk. Milan; Katiyar, C.K. (fevereiro de 2017). "Desenvolvimento do Ayurveda - Tradição à tendência". Jornal de Etnofarmacologia. 197: 10-24. doi: 10.1016 / j.jep.2016.09.024. PMID 27633405.

37.Gregory, Julie; Vengalasetti, Yasaswi V.; Bredesen, Dale E.; Rao, Rammohan V. (2021-04-08). "Ervas neuroprotectoras para a gestão da doença de Alzheimer". Biomolecules. 11 (4): 543. doi:10.3390/biom11040543. ISSN 2218-273X. PMC 8068256. PMID 33917843.

38. Kirtikar KR, Basu BD. Indian Medicinal Plants. Vol. 1-4. Allahabad; Lalit Mohan Basu: 1933.

39. Kanjilal UN, Das A, Kanjilal PC, De RN. Flora of Assam. Vol. 1-5. Delhi; A Von Book Company: 1934-1940.

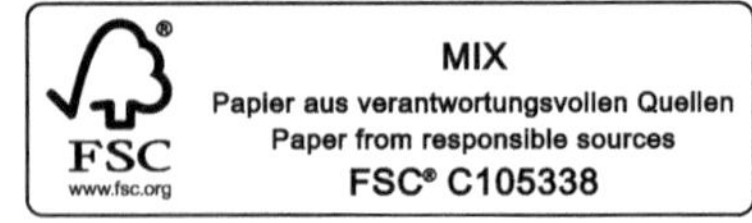

Printed by Books on Demand GmbH, Norderstedt / Germany